간암
환문명답

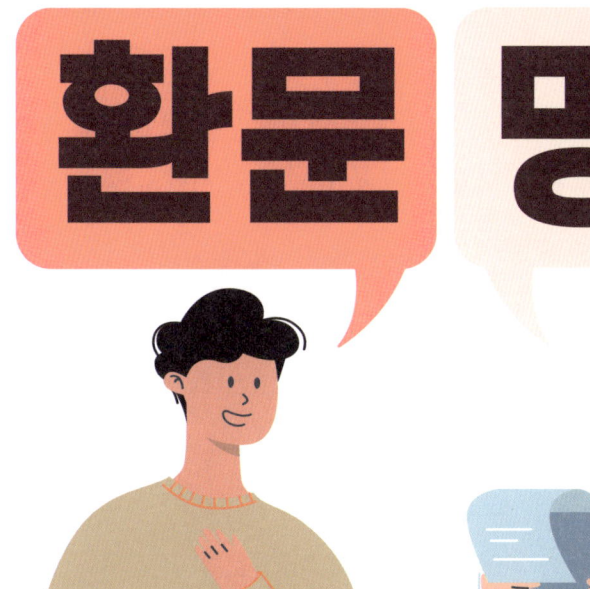
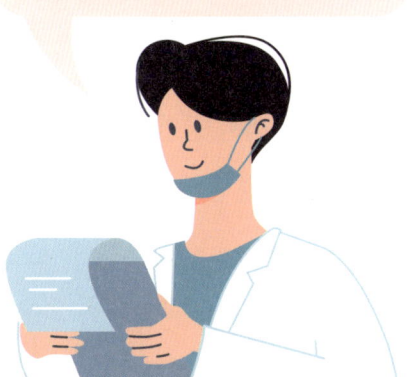

발간사

　대한간암학회는 오랜 시간 간암 진료와 연구에 헌신해온 전문가들의 뜻을 모아, 『간암 환문명답』을 세상에 선보이게 되었습니다.

　간암은 우리 사회에서 여전히 극복해야 할 무거운 질병입니다. 병의 진행뿐만 아니라 간 기능 저하가 함께 얽혀 있어 치료의 길이 결코 단순하지 않으며, 완치 후에도 많은 이들이 재발의 문턱 앞에서 또 한 번 싸움을 이어가야 합니다. 이런 절박한 상황 속에서 환자와 가족들이 겪는 불안과 궁금증은 깊고 절실하지만, 이를 충분히 설명하고 함께 나누는 일은 현실적으로 쉽지 않습니다.

　대한간암학회는 환자와 가족이 보다 정확한 정보를 얻고, 자신의 치료 여정을 이해하며 힘을 낼 수 있도록 이 책을 기획하였습니다. 평소 환자분들이 가장 궁금해하는 질문을 수집하고, 각 분야 최고의 전문가들이 주제별로 쉽게 풀어 쓴 글을 한데 모았습니다. 집필에 참여한 모든 분들의 환우 한 분, 한 분과 그 곁을 지키는 가족분들을 향한 따뜻한 마음을 담아 이 책을 완성하였습니다.

『간암 환문명답』이 간암 완치를 향한 긴 여정 속에서 길을 잃지 않고 나아갈 수 있도록 돕는 작은 등불이 되기를 바랍니다. 이 책이 환자와 가족 여러분께 위로와 용기, 그리고 올바른 방향을 제시하는 안내서가 되기를 진심으로 기원하며, 집필에 참여해 주신 모든 분들께 깊이 감사드립니다.

대한간암학회 회장
연세의대 간담췌외과 김경식

추천사

　간암은 간을 이루는 세포에서 발생하는 암으로, 우리나라에서는 발병률과 사망률이 모두 높은 중대한 질환입니다. 조기에 발견되어 수술 등 확실한 치료를 받더라도 재발 위험이 높아, 5년 생존율이 40% 미만, 10년 생존율은 20%에 불과할 만큼 여전히 치료가 쉽지 않은 병입니다.

　간이라는 장기의 특성상, 암이 생겨도 별다른 증상이 없어 조기 발견이 어렵고, 증상이 나타난 이후 진단을 받게 되면 완치 가능성은 급격히 떨어집니다. 그래서 간암 진단은 환자에게 너무도 갑작스럽고, 때론 믿기 어려운 충격으로 다가옵니다. 영상검사에서 분명한 종양이 보이더라도 '왜 하필 나에게?'라는 질문과 함께, 앞으로 어떤 치료를 받아야 하는지, 생활은 어떻게 바뀌어야 하는지, 생존 가능성은 어떻게 되는지, 치료 비용은 얼마나 드는지 등 끝없는 의문이 밀려옵니다. 이때 환자와 가족들은 막막함 속에 길을 잃기 쉽습니다.

그러나 안타깝게도, 현재의 의료 환경에서는 환자와 의사가 이런 질문들을 충분히 깊이 나누기 어려운 것이 현실입니다. 이러한 한계를 조금이나마 보완하고자, 국내 간암 전문가들이 뜻을 모아 한 권의 책을 만들었습니다. 진료실에서 실제로 자주 접하는 69개의 질문을 엄선하고, 환자와 가족이 이해하기 쉬운 언어로 성심껏 답변했습니다.

이 책에는 대한간암학회를 대표하는 명의들이 진료실에서 만난 수많은 환자 한 사람 한 사람을 떠올리며, '환자의 눈높이에서, 환자의 마음으로' 설명하고자 한 진심이 담겨 있습니다. 언제나 환자 편에 서서, 치료의 길을 함께 걷는 든든한 동반자가 되기를 바라는 의사들의 따뜻한 마음이 깃든 책입니다.

정보의 홍수 속에서, 신뢰할 수 있는 전문가의 안내가 얼마나 중요한지 우리는 잘 알고 있습니다. 『간암 환문명답』이 간암 환자와 가족 여러분께 조금이나마 힘이 되고, 희망의 길을 찾는 데 도움이 되기를 진심으로 바라며, 기쁜 마음으로 이 책을 추천합니다.

대한간학회 회장
서울의대 내과 정숙향

추천사

　간암은 초기 증상이 거의 없어 조기 발견이 어렵고, 진단 후에도 치료 과정과 예후에 대한 수많은 의문과 불안을 동반합니다. 『간암 환문명답』은 이런 간암 환자와 가족들이 겪는 혼란을 덜어주기 위해 진료실 밖에서 시작된 '또 하나의 대화'입니다.

　이 책은 환자들이 실제로 가장 궁금해하는 질문들을 중심으로, 의료진이 친절하고 명확하게 설명한 Q&A 형식의 안내서로 구성되어 있습니다. 간암 진단부터 치료, 재발 관리, 식이·운동·심리지원에 이르기까지 환자의 여정 전반을 다루며, 전문성과 환자 친화성을 모두 갖춘 이 책은 단순한 의학 정보를 넘어 '환자의 언어'로 전하는 간암 환자와 가족을 위한 진정한 동반서입니다.

　간담췌외과 영역에서도 간암은 여전히 중요한 과제이며, 다학제적 접근과 환자 중심의 소통이 점점 더 강조되고 있습니다. 대한간암학회가 직접 집필한 이 책이 간암 환자와 가족, 그리고 그들을 돌

보는 모든 분들께 깊은 이해와 실질적인 도움을 주는 길잡이가 되기를 진심으로 바랍니다.

집필에 헌신하신 대한간암학회 교수진 여러분의 노고에 깊은 존경과 감사를 드립니다.

한국간담췌외과학회 회장
영남의대 외과학교실 윤성수

추천사

"혹시 더 궁금한 건 없으세요?"

진료실에서 간암 환자와 보호자를 만날 때 나 꼭 여쭙는 질문입니다. 설명이 충분했는지 확인하려는 제 말에 환자나 보호자분들은 종종 아리송한 표정으로 고개를 끄덕이곤 합니다. "교수님만 믿어요"라는 말에 감사함을 느끼면서도, 진료실을 나서는 그 뒷모습이 애틋하고 마음에 걸릴 때가 많습니다.

간암 진단은 누구에게나 큰 충격이며, 대부분의 환자들이 '멍해지는' 정신적 공백 상태를 겪게 됩니다. 아무리 쉽게 설명한다고 해도, 진료실에서 마주하는 의학용어는 환자의 입장에서는 여전히 낯설고 어렵기 마련입니다. 환자가 듣고 싶은 이야기가 아니라 의료진이 전하고 싶은 이야기만 전달되기 쉬운 현실 속에서, 환자와 의료진 사이의 진정한 공감은 더욱 절실합니다.

이러한 맥락에서, 대한간암학회에서 출간한 『간암 환문명답』은 참으로 반가운 책입니다. 환자의 입장에서 꼭 필요한 정보를 쉬운 언어로 풀어내고 있으며, 진료실에서 미처 다 이해하지 못한 내용을 환자와 보호자가 스스로 다시 곱씹어볼 수 있도록 도와줍니다. 나아가, 의료진에게도 환자의 눈높이에서 소통하는 법을 배우는 데 좋은 길잡이가 될 수 있습니다.

『간암 환문명답』이 간암으로 치료받는 환우들과 가족들에게 실질적인 도움이 되기를 기대합니다.

대한방사선종양학회 회장
성균관의대 방사선종양학과 박희철

들어가는 말

『간암 환문명답』을 출간하며

간암은 많은 사람들의 건강과 삶을 위협하는 대표적인 암으로, 그 이름만으로도 큰 두려움을 주는 질병입니다. 간암에 대한 사람들의 태도와 이해는 매우 다양합니다. 일부 환자들은 간암으로 진단되었을 때 치료 방법에 대한 막연한 불안감과 두려움을 느끼고, 또 다른 환자들은 치료 후 재발이나 완치 가능성에 대한 의문으로 끊임없이 고민하게 됩니다. 이러한 불안과 의문을 해소하기 위해서는 정확하고 신뢰할 수 있는 정보를 얻는 것이 무엇보다 중요합니다.

이 책을 통해 바로 그런 궁금증과 걱정을 함께 나누고자 합니다. 진료실에서 의료진이 자주 듣는 질문을 중심으로 간암의 원인, 예방, 치료 방법 등을 상세히 다루고자 하였으며, 환자와 보호자들이 치료 과정 중에 겪을 수 있는 다양한 불안감을 덜어줄 수 있도록 실용적인 정보를 담았습니다. 간암 환자들이 쉽게 이해할 수 있는 언어로 내용을 구성하여, 치료 과정을 어떻게 준비하고 대응할 수 있을지에 대한 구체적인 안내도 함께 제공하고자 했습니다.

집필 과정에서 가장 중요하게 생각한 것은 '어떻게 하면 환자들이 간암을 쉽고 정확하게 이해할 수 있을까?'라는 점이었습니다. 이를 위해 전국의 간암 분야 전문가들을 집필진으로 모시고, 환자들의 궁금증을 최대한 쉽게 풀어내기 위해 여러 차례 고민하고 검토하였습니다. 진료실 안에서 미처 다 할 수 없었던 이야기들, 환자들이 실질적으로 궁금해하는 부분들을 이 책에 담고자 했습니다.

저희의 작은 노력이 간암으로 고통받는 환자들에게 질병과의 싸움에서 힘이 되기를 진심으로 바랍니다. 아울러 집필에 참여해 주신 모든 분들께도 감사 인사드립니다.

편찬위원장: 윤상민
편찬위원: 이한아, 김도영, 박하나, 배재석, 송정은, 이동현, 이민종 ,이해림, 주동진, 최원묵

대한간암학회 집필진

편찬위원회

윤상민	울산의대 방사선종양학과
이한아	중앙의대 소화기내과
김도영	연세의대 소화기내과
박하나	울산의대 건강의학과
배재석	서울의대 영상의학과
송정은	대구가톨릭의대 소화기내과
이동현	서울의대 소화기내과
이민종	이화의대 소화기내과
이해림	가톨릭의대 소화기내과
주동진	연세의대 이식외과
최원묵	울산의대 소화기내과

집필진

강원석	성균관의대 소화기내과
김기애	경희의대 소화기내과
김범경	연세의대 소화기내과
김병석	대구가톨릭의대 소화기내과
김성은	한림의대 소화기내과
김순선	아주의대 소화기내과
김유리	이화여대 식품영양학과
김정희	한림의대 소화기내과
김종만	성균관의대 이식외과
김태석	강원의대 소화기내과
김효설	서울의대 영상의학과
남희철	가톨릭의대 소화기내과
류기진	고려의대 산부인과
류우선	충남의대 소화기내과
민지연	서울아산병원 영양팀
박윤정	이화여대 식품영양학과
박정길	영남의대 소화기내과
박하나	울산의대 건강의학과
배재석	서울의대 영상의학과
백양현	동아의대 소화기내과
서석원	중앙의대 외과
서준교	울산의대 비뇨의학과
성필수	가톨릭의대 소화기내과
손원	성균관의대 소화기내과
송명준	가톨릭의대 소화기내과
신동현	성균관의대 소화기내과
신승각	가천의대 소화기내과
신현필	경희의대 소화기내과
안지현	한양의대 소화기내과
안지희	이대서울병원 의과학연구소
양현	가톨릭의대 소화기내과
유정일	성균관의대 방사선종양학과

유정주	순천향의대 소화기내과	최원묵	울산의대 소화기내과
윤기태	부산의대 소화기내과	최종기	울산의대 소화기내과
윤재현	전남의대 소화기내과	최호중	가톨릭의대 영상의학과
윤준식	인제의대 소화기내과	하연정	차의과학대 소화기내과
은혁수	충남의대 소화기내과	한슬기	연세의대 소화기내과
이민종	이화의대 소화기내과	한윤식	서울의대 치과
이성학	가톨릭의대 병리과	한지원	가톨릭의대 소화기내과
이순규	가톨릭의대 소화기내과	허내윤	인제의대 소화기내과
이영선	고려의대 소화기내과	허문행	서울의대 소화기내과
이유림	경북의대 소화기내과	현동호	성균관의대 영상의학과
이재승	연세의대 소화기내과	황상연	동남권원자력의학원 소화기내과
이정경	이화의대 영상의학과		
이정훈	서울의대 소화기내과		
이창훈	전북의대 소화기내과		
이한아	중앙의대 소화기내과		
이해림	가톨릭의대 소화기내과		
장영	순천향의대 소화기내과		
장은선	서울의대 소화기내과		
장정원	가톨릭의대 소화기내과		
장희준	서울의대 소화기내과		
정동환	울산의대 간이식·간담도외과		
정석훈	울산의대 정신건강의학과		
정진홍	울산의대 방사선종양학과		
조유리	국립암센터 소화기내과		
조은주	서울의대 소화기내과		
주동진	연세의대 이식외과		

(가나다 순)

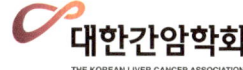

CONTENTS

발간사 ⋯ 4
추천사 ⋯ 6
들어가는 말 ⋯ 12

1. 간암의 원인과 예방

01. 술도 안 마시고 담배도 안 피우는데 왜 간암이 생겼나요? ⋯ 24
    저는 지방간이 있는데 간암이 생길 수 있나요? | 간염 환자이고 간경변증은 아니라고 하는데, 간암에 걸릴 수 있나요?
02. B형간염 치료를 하면 간암에 걸리지 않나요? ⋯ 29
03. 저 같은 B형간염 보유자도 간암이 생길 수 있나요? ⋯ 34
04. 간암 가족력이 있으면 간암에 더 잘 걸리나요? ⋯ 37
    가족 내 유전질환이 있다는데 가족력도 유전력과 비슷한 말인가요? | 간암에서 가족력이 있는 이유는 무엇인가요? | 어머니가 B형간염인데 저도 검사를 받아야 하나요? | 간암의 가족력이 있다면 간암이 빨리 자라고 위험한가요?
05. 지방간에서 생기는 간암은 바이러스 연관 간암과 다른가요? ⋯ 41
06. 저는 간암 고위험군이라고 들었는데 간암에 안 걸리려면 어떻게 해야 할까요? ⋯ 45
07. 20~30대에도 간암이 생길 수 있나요? ⋯ 50
08. 혈관종이나 간 낭종이 간암으로 진행될 수 있나요? ⋯ 54
09. 나무젓가락을 오래 사용하면 간암에 걸리나요? ⋯ 58

2. 간암의 주요 증상과 초기 징후

10. 아무 증상이 없는데도 간암일 수 있나요? ⋯ 64
    저는 자주 피로감을 느끼는데 간암 검사를 해야 할까요?
11. 간암 진단 후 어떤 증상이 생길 수 있나요? ⋯ 69
    간암 진단을 받았는데 통증은 없나요? 언제부터 통증이 생기나요? | 얼굴이 노래지고 몸에 부종이 생겼어요.

3. 간암의 진단

12. 간암은 어떤 검사로 진단하나요? … 76
    조직검사 없이 간암을 진단할 수 있나요? ｜ 초음파검사 결과와 실제 진단이 다를 수 있나요?
13. 간 기능, 간암 종양표지자 수치가 정상인데도 간암일 수 있나요? … 80
14. 제 간암은 몇 기에 해당하나요? … 83
15. 간세포암과 담관암은 어떤 차이가 있는 건가요? … 87
16. 간암을 조기에 발견하려면 어떻게 해야 하나요? … 92
    정기적으로 간암 검진을 받았는데도 진행된 간암이 생긴 이유는 무엇인가요?
17. 간암 진단을 받았는데 국가 간암 검진을 계속 받아야 하나요? … 96

4. 간암의 치료

18. 간암은 어떻게 치료하나요? … 102
19. 수술을 권유받았는데, 꼭 수술을 해야 하나요? … 108
    간암 수술로 절제된 간은 다시 원래 크기로 커지나요?
20. 간암 크기가 작아서 수술도 가능하고 고주파열치료술도 가능하다는데 어떤 치료가 좋을까요? … 112
21. 경피적 에탄올주입술, 냉동소작술은 어떤 치료인가요? … 116
22. 어떤 경우에 경동맥화학색전술을 받게 되나요? … 119
23. 경동맥화학색전술, 약물방출미세구색전술의 차이는 무엇인가요? … 123
24. 경동맥방사선색전술에 대해 알고싶어요 … 128
25. 방사선치료로 간암을 완치할 수 있나요? … 132
    가족 중 아이가 있는데 방사선치료를 받아도 되나요?
26. 양성자치료와 중입자치료는 일반 방사선치료와 어떻게 다른가요? … 136
27. 전신 항암약물 요법을 권유받았습니다. 어떤 상태인 건가요? … 141

CONTENTS

28. 1차 요법으로 여러 약물이 있다던데, 어떤 기준으로 결정하게 되나요? … 146
29. 1차 항암제가 잘 듣지 않아 2차 항암제로 변경해야 한다고 합니다. 어떻게 해야 하나요? … 150
30. 간암 진단을 받았는데 간이식을 받아야 할까요? … 154
    진행성 간암도 간이식이 가능한가요?
31. 간이식, 어떤 기증자에게 어떻게 받아야 하나요? … 159
    혈액형이 다른 사람에게서도 간이식이 가능한가요? ┃ 가족 이외의 지인에게서도 간이식을 받을 수 있나요?
32. 간이식 후 평생 약을 복용해야 하나요? … 164
33. 간을 기증해도 안전한가요? … 169
34. 간 기능이 나쁘면 간암 치료를 받지 못하나요? … 173
35. 간암 치료를 받을 때 항혈소판제, 항응고제를 중단해야 하나요? … 178
36. 간암 치료를 함에 있어 지역 간 차이가 있나요? … 182
37. 고령인데 간암 치료가 가능한가요? … 186
38. 간암 환자인데, 치료 임상시험에 참여할 수 있나요? … 191

5. 간암 치료 후 경과와 재발 가능성

39. 간암 치료를 받으면 완치되나요? … 200
    간절제를 받지 못할 정도로 간암이 진행되었다면 더 이상 치료를 받기 힘든가요? ┃ 시술을 여러 번 해야 한다는데, 완치가 될 수 있는 건가요?
40. 간암 완치 판정을 받았는데, 재발할 수 있나요? … 205
    지난번 치료가 잘 되었다는데, 왜 재발하나요? ┃ 간암 수술 후 재발 가능성은 어느 정도인가요? ┃ 간이식을 하고 나서도 간암이 재발하나요?
41. 간암 재발을 예방하려면 어떻게 해야 하나요? … 210
42. 간암 치료 후 면역치료를 받아도 되나요? … 214

43. 간암이 재발했다고 해요. 어떻게 하죠? … 218
44. 간암 치료 중 다른 장기에 전이가 되었습니다. 어떻게 해야 하나요? … 223
    다른 장기로 전이된 간암은 어떤 방법으로 치료하나요?
45. 간암 치료 후 CT는 변화가 없는데, 간암 종양표지자가 상승했다고 합니다. 무슨 의미인가요? … 228
46. 간암 치료를 받았는데 앞으로 얼마나 살 수 있을까요? … 232
47. 간암 치료를 받지 않으면 어떻게 되나요? … 236

6. 간암 치료 이후의 관리와 필요한 추적 검사

48. 간암 치료 후 일상생활이 가능한가요? … 242
49. 간암 치료 후 어떤 증상이 나타나면 바로 병원에 가야 하나요? … 247
50. 식도정맥류가 있다고 하는데, 치료를 받지 않아도 되나요? … 251
51. 간암 치료를 받았는데도 계속 약을 먹어야 하나요? … 255
    B형간염 항바이러스제는 언제까지 먹어야 하나요? ∣ 간장용제를 계속 먹는 것이 좋을까요?
52. 간암 완치 판정을 받은 지 5년째인데, 이제 병원에 다니지 않아도 될까요? … 258
    CT를 자주 찍으면 몸에 좋지 않다고 들었는데, 몇 개월마다 꼭 검사를 받아야 하나요?

7. 간암 환자를 위한 식단과 영양관리

53. 간암 환자의 식단관리는 어떻게 하는 게 좋을까요? … 264
    간이 안 좋으면 단백질 섭취를 줄여야 한다는데, 정말인가요? ∣ 커피를 좋아하는데, 마셔도 되나요? ∣ 간암 수술, 항암 치료 후 회복에 도움이 되는 음식은 무엇인가요?
54. 간암 환자인데 밥을 잘 못 먹겠어요 … 270
55. 간암 환자가 피해야 하는 음식은 무엇인가요? … 274
    모든 음식을 익혀서 먹어야 하나요? ∣ 즙 또는 진액, 분말로 만들어 먹어도 되나요?

CONTENTS

8. 간암 환자가 지켜야 할 생활 습관과 운동 가이드

56. 운동은 어느 정도까지 해도 될까요? … 280
57. 소량의 음주는 가능한가요? … 285
58. 간암 환자인데 담배를 끊기가 어려워요 … 289
59. 고혈압, 당뇨병, 고지혈증이 있는데 어떻게 관리해야 하나요? … 292
60. 간암 환자인데 성생활을 해도 되나요? … 296
61. 치과 치료를 받고 싶은데 가능한가요? … 301
62. 진통제가 간에 안 좋다고 해서 통증을 참고 있어요 … 306

9. 간암 환자의 영양제와 건강기능식품 섭취

63. 간암 환자인데 영양제를 먹거나 수액을 맞아도 될까요? … 314
    비타민이나 유산균을 먹으면 도움이 될까요? ┃ 고용량 비타민 수액은 맞아도 될까요? ┃ 원래 먹던 건강기능식품을 계속 먹어도 되나요?
64. 홍삼이나 한약재를 복용해도 되나요? … 318

10. 치료 비용, 제도, 임신과 심리적 지원

65. 간암 치료에 비용이 얼마나 드나요? … 324
    중증질환 산정특례 제도란 무엇인가요? ┃ 건강보험 급여 적용이 되나요?
66. 간암 환자를 위한 정부 지원과 정책이 있나요? … 330
67. 간암 진단을 받았는데, 앞으로 임신이 가능할까요? … 335
68. 간암 치료를 받고 있는데 우울감과 수면장애를 겪고 있어요 … 340
69. 병원 치료를 받고 있는데 따로 종합검진을 받아야 하나요? … 345
    병원 치료 중 이루어지는 검사만으로 충분할까요? ┃ 어떤 검진을 어떻게 받아야 할까요?

일러두기

이 책에서는 독자의 이해를 돕기 위해 일반적인 설명에서 '간암'이라는 용어를 사용하였습니다. 의학적으로는 '간세포암종(hepatocellular carcinoma, HCC)'이 보다 정확한 명칭으로, 간에서 발생하는 악성 종양의 상당수를 차지합니다.

특히 병리학적 설명에서는 질환의 특성을 보다 정확하게 전달하기 위해 '간세포암종', '간세포암'이라는 용어를 사용하였으며, 이로 인해 본문에서는 용어가 혼용될 수 있음을 알려드립니다.

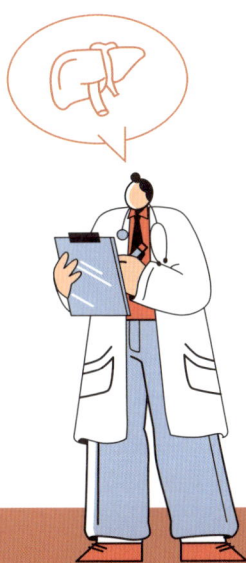

1
간암의 원인과 예방

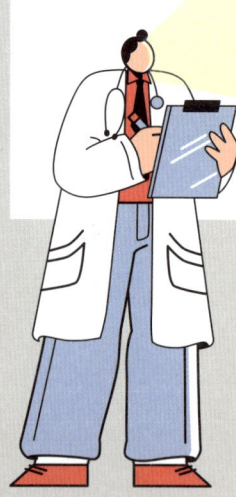

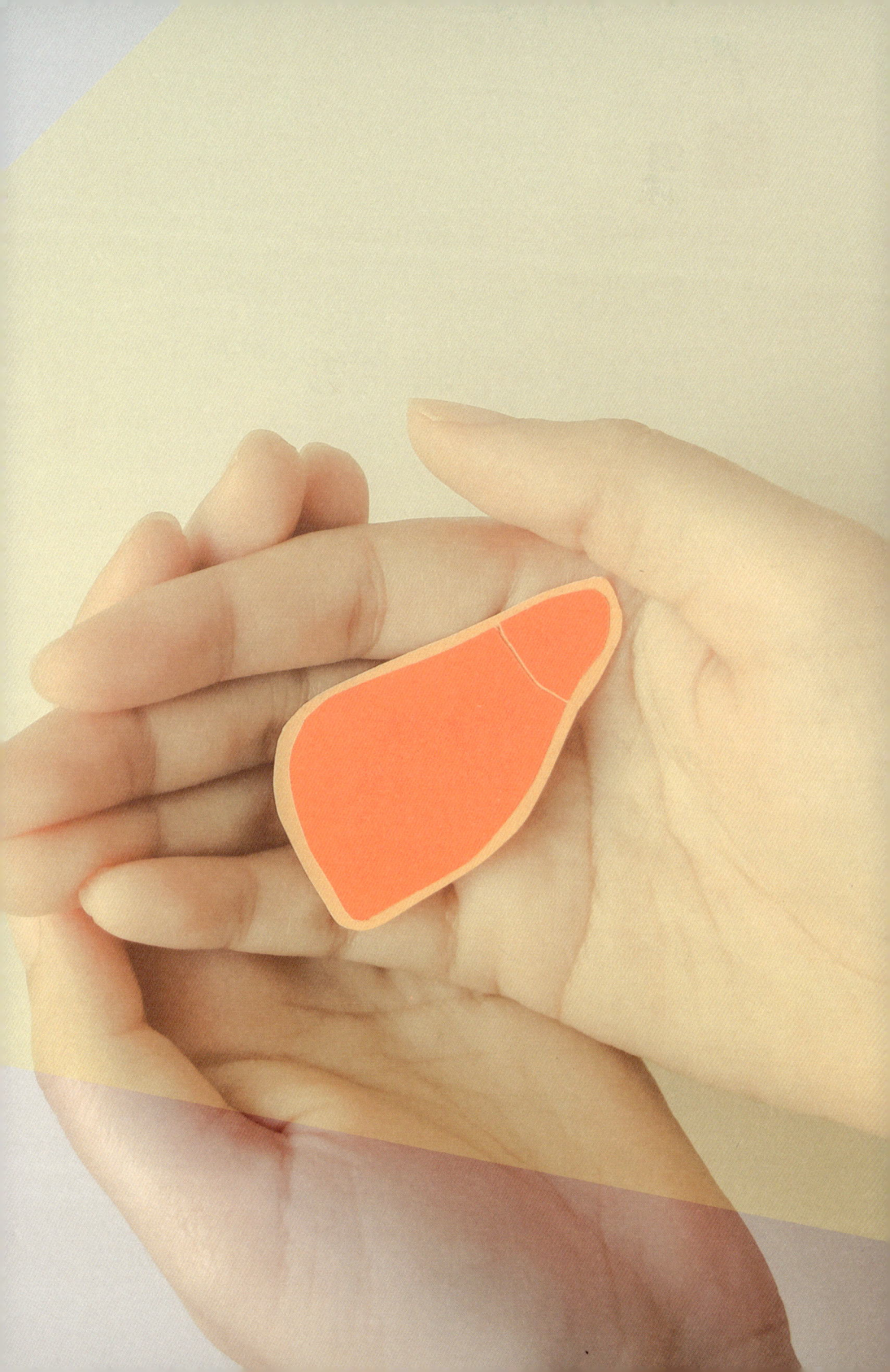

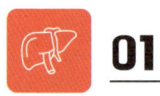 **01**

술도 안 마시고 담배도 안 피우는데 왜 간암이 생겼나요?

많은 분들이 술과 담배를 하지 않으면 암에 걸리지 않는다고 생각합니다. 물론 술과 담배가 건강에 좋지 않은 것은 분명하지만, 암의 원인은 매우 다양하며 술과 담배를 전혀 하지 않더라도 간암이 발생할 수 있습니다.

간암의 주요 원인

2022년 기준 국내 간암의 주요 원인을 살펴보면, B형간염 바이러스가 59.7%, C형간염 바이러스가 8.0%로, 둘을 합하면 전체 간암 원인의 약 68%를 차지합니다. 다만 최근 국내 B형간염 바이러스 보유자가 줄어들고 있고, 효과적인 C형간염 바이러스 치료제가 개발되어 간염 바이러스에 의한 간암 발생은 앞으로 점차 감소할 것으로 예상

됩니다. 이들 간염 바이러스를 제외한 간암의 원인으로는 과도한 음주가 15.8%, 대사이상 지방간질환(구 명칭: 비알코올 지방간질환)이 11.8%로, 두 가지를 합하면 전체 간암 원인의 약 28%를 차지합니다.

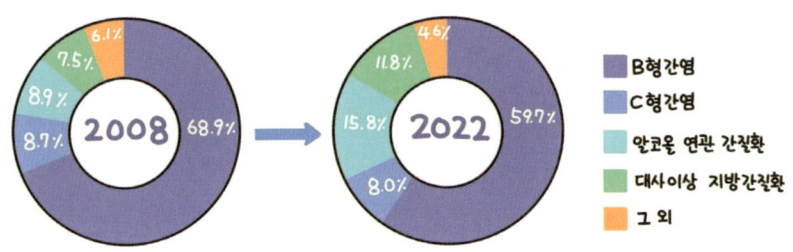

*출처: J Liver Cancer 2024;24(2):274-285

시기에 따른 국내 간암 원인의 변화

특히 최근 급증하고 있는 대사이상 지방간질환의 경우, 국내 성인의 약 30%가 앓을 정도로 흔한 질환으로, 비만, 고지혈증, 당뇨병과 같은 대사질환과 밀접하게 관련되어 있습니다. 대사이상 지방간질환 환자는 대체로 양호한 경과를 보이지만, 약 1/4에서는 지방간염으로 진행될 수 있으며, 이후 간경변증까지 진행할 경우 간암 발생 위험이 매우 증가합니다. 따라서 대사이상 지방간질환이 있는 경우 '나이 들면 다 생기는 것'이라고 가볍게 여기지 말고, 정기적인 검진을 통해 간 상태를 확인하고 생활 습관 개선, 체중 관리, 건강한 식습관 등을 통한 관리가 필요합니다.

저는 지방간이 있는데 간암이 생길 수 있나요?

네, 지방간이 있다고 해서 반드시 간암이 생기는 것은 아니지만, 간암 발생 위험이 증가할 가능성은 있습니다. 대사이상 지방간질환이 대사이상 지방간염, 나아가 간경변증으로 진행될 경우 간암 발생 위험이 크게 증가합니다. 특히 비만, 고혈압, 당뇨병 등 대사질환과 함께 지방간이 있는 경우 위험이 더 높아질 수 있으므로, 적극적으로 관리해야 합니다. 정기적인 초음파검사와 혈액검사를 통해 간 상태를 확인하고, 체중 관리와 건강한 생활 습관을 유지하는 것이 중요합니다.

간경변증과 간암의 관계

간암 환자의 약 80%는 간경변증이 있는 상태에서 간암이 발생하며, 간경변증은 그 원인에 관계없이 간암 발생의 가장 강력한 위험 요소입니다. 즉, 간이 딱딱하게 굳는 간경변증이 있는 경우 간암 위험이 매우 높아지므로, 원인에 관계없이 철저한 관리가 필요합니다. 그러나 약 20%의 환자에서는 간경변증이 없더라도 간암이 발생할 수 있습니다. 특히 만성 B형·C형간염 환자는 간경변증이 없더라도 간암이 생길 수 있습니다. 하지만 간경변증이나 만성 바이러스 간염이 있다고 해서 모두 간암이 발생하는 것은 아닙니다. 만성 바이러스 간염 환자라도 항바이러스제를 적절하게 사용하여 간경변증으로의 진행을 막으면, 간암 위험을 현저하게 줄일 수 있습니다.

간염 환자이고 간경변증은 아니라고 하는데, 간암에 걸릴 수 있나요?

간경변증이 없는 간염 환자라도 간암에 걸릴 가능성이 있습니다. 특히 만성 B형간염 환자의 경우 간경변증이 없어도 간암 발생 위험이 높기 때문에, 정기적인 초음파검사와 혈청 알파태아단백(AFP)검사를 통해 간 상태를 주기적으로 확인해야 합니다. 항바이러스제를 꾸준히 복용하여 간 손상을 최소화하는 것도 간암 예방에 매우 중요합니다.

간암 예방과 관리

이러한 점을 고려하면, 만성 B형·C형간염, 간경변증 환자는 간암 발생의 고위험군이므로, 반드시 의사와 상담하여 적절한 치료를 받고 정기적으로 간암 검진을 해야 합니다. 또한 대사이상 지방간질환이 있는 경우 체중 감량과 건강한 식습관을 유지하는 것이 매우 중요하며, 간이 굳는 것을 막기 위해 적극적인 생활 습관 관리가 필요합니다.

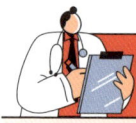 ## 환문명답

- 술과 담배를 하지 않아도 간암이 생길 수 있습니다.
- 간암의 주요 원인은 만성 B형·C형간염, 과도한 음주, 대사이상 지방간질환입니다.
- 간경변증이 있는 경우 간암 발생 위험이 매우 높아지며, 간경변증이 없어도 간염 환자는 간암이 발생할 수 있습니다.
- 지방간을 포함한 대사질환은 간암의 위험을 높일 수 있으므로 정기적인 검진과 체중 관리가 필수적입니다.

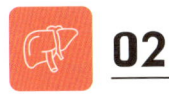

02

B형간염 치료를 하면 간암에 걸리지 않나요?

그렇지 않습니다. B형간염 약제를 복용하여도 간암에 걸릴 수 있으므로 주의해야 합니다.

우리나라는 전 세계에서 비교적 간암이 많이 발생하는 국가이며, 그 주요 원인은 만성 B형간염입니다. B형간염은 간염을 일으키는 바이러스(Hepatitis B virus, HBV)에 의해 발생하는 질환으로 간의 염증이 지속적이고 만성화되면 간경변증이나 간암과 같은 합병증을 유발할 수 있습니다. 따라서 활동성 간염 환자에서 적절한 항바이러스 치료는 B형간염 바이러스에 의한 간의 손상을 줄이고 염증의 진행을 막아 간경변증 또는 간암의 위험을 낮추는 데 큰 도움이 됩니다.

항바이러스제가 널리 사용되기 이전 한국인 만성 B형간염에서 조사된 연구 결과를 보면 B형간염에서 간경변증으로 진행되는 5년 누적 발생률은 23%였고 간암의 5년 누적 발생률은 3%였지만, 항바이러스제의 도입 이후 간경변증의 5년 누적 발생률은 5.3%, 간암의 5년 누적 발생률은 0.8%로 감소하는 것으로 나타났습니다. 실제로 우리나라 간암의 원인별 추이를 살펴보면, 2000년대에는 B형간염이 전체 간암의 약 70%를 차지했지만, 2020년 이후에는 약 60% 수준으로 감소했습니다. 대상 분석 자료들이 지역과 시대적으로 상이하여 정확한 분석은 어렵지만 국내외 여러 관련 자료들을 통합해 보면 항바이러스 치료를 통해 대략적으로 50% 이상 간암 위험도를 억제할 수 있는 것으로 보입니다.

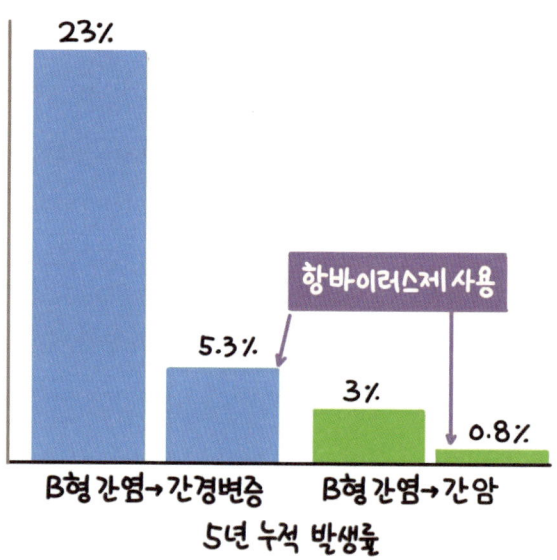

B형간염 치료를 받아도 간암이 발생할 수 있는 경우

그렇다면 어떠한 환자들이 B형간염 치료를 받고 있어도 간암이 생길 수 있을까요? 가장 흔한 경우는 치료를 시작하기 전에 이미 간경변증이 진행된 환자들입니다. 간경변증은 가장 강력한 간암 발생 요인으로 실제 간암 환자의 약 80%가 간경변증을 동반하고 있습니다. 간경변증이 오랜 기간 지속되어 고착되면 항바이러스 치료로 바이러스 농도를 낮추더라도 간경변증 자체가 없어지지는 않습니다. 따라서 간경변증이 있는 환자들은 항바이러스 치료를 받더라도 간암의 고위험군으로 분류되며, 주기적으로 간암 감시검사를 반드시 해야 합니다.

현재 사용되고 있는 치료약제들은 간세포의 핵내로 들어가지 못하기 때문에 세포핵 내부에 존재하고 있는 바이러스는 억제할 수 없습니다. 이렇게 세포 내부에 숨어 있는 B형간염 바이러스는 암을 유발할 수 있는 단백질을 생성하거나, 종양 관련 유전자에 삽입되어 해당 유전자들의 기능을 나쁘게 조절하는 방식으로 간암을 일으킬 수 있습니다. 이와 같은 HBV의 직접적인 간암 형성 작용은 혈액 내 바이러스 농도와 무관하여 낮은 바이러스 혈증 상태에서도 간암이 발생할 수 있습니다. 그러므로 이 경우 B형간염 약을 복용해도 간암이 생길 수 있는 요인이 됩니다.

자연적으로 또는 약제에 의하여 혈액내 B형간염 표지자가 소실된 '기능적 완치' 상태에서도 간세포 내에는 적은 양이지만 B형간염 바이러스가 지속적으로 존재하고 또한 증식 능력도 가지고 있어 바이러스가 간암을 유발할 수 있는 잠재적 가능성은 여전히 남아 있습니다. 또한 간암은 단지 바이러스 요인 이외에도 연령, 성별과 같은 인구학적 특성, 가족력 또는 알코올, 비만, 고지혈증, 당뇨병과 같은 대사질환에 의해서도 발생할 수 있습니다. 이러한 요소들은 모두 현재 우리가 사용하고 있는 B형간염 치료약만으로는 개선될 수 없는 부분입니다. B형간염으로부터 유래되는 간암은 한 가지 요인이 아닌 복합적인 요인으로 발생하며 간암의 예방은 B형간염 약제 복용뿐 아니라 다양한 위험 인자들을 함께 조절함으로써 극대화되는 것으로 이해해야 합니다.

결론적으로 B형간염 치료를 해도 간암의 위험도는 완전히 없어지지 않고, 환자 개개인의 인구학적, 유전적 특성에 따라 간암이 발생할 수 있습니다. 그러므로 만성 B형간염이 진단되었다면 의사와 상담하여 활동성 간염의 경우 적절한 항바이러스 치료를 통해 질환이 간경변증으로 진행하지 않도록 하는 것이 무엇보다 중요합니다. 40세 이상 모든 B형간염 바이러스 보유자는 활동성 간염 유무와 관계없이 6개월마다 간암 감시검사를 시행해야 합니다. 또한 B형간염 바이러스 치료 이외에도 과도한 음주를 피하고, 식이조절, 운동 등 바이러스 이외의 생활 습관과 관련된 예방 관리도 함께 하는 것이 중요합니다.

환문명답

- B형간염 치료를 받더라도 간암의 위험은 완전히 없어지지 않습니다.
- 치료 전 간경변증이 있는 경우 간암 발생 위험이 더욱 높습니다.
- 항바이러스 치료로 간암 위험을 절반가량 줄일 수 있지만, 바이러스와 무관한 요인도 영향을 미칩니다.
- 정기적인 간암 감시검사와 생활 습관 개선이 간암 예방의 핵심입니다.

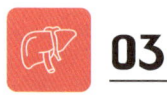 **03**

저 같은 B형간염 보유자도 간암이 생길 수 있나요?

만성 B형간염은 크게 항바이러스제 치료가 필요한 경우와 치료 없이 정기 검사가 필요한 경우로 나눌 수 있습니다. 보통 진료실을 찾는 B형간염 환자들 중 치료 없이 정기 검사를 받는 분들이 자신을 'B형간염 보유자'라고 표현하는 경우가 많습니다. 하지만 정확한 용어를 사용하자면, 모든 만성 B형간염 환자는 'B형간염 바이러스 보유자'라고 할 수 있습니다.

B형간염의 분류와 항바이러스제 치료 대상

의학에서 만성 B형간염은 e항원의 유무, B형간염 바이러스 수치(HBV DNA), 간수치(ALT)를 기준으로 네 가지로 분류됩니다. 이 중 바이러스 수치와 간수치가 높은 e항원 양성 및 음성 환자는 항바이러스제 치료 대상이 됩니다. 반면, 바이러스 수치는 높지만 간수치는 정상인 면역관용기 B형간염 환자와 바이러스 수치와 간수치가 모두 낮게 유지되는 면역비활동기 B형간염 환자는 치료 없이 정기적인 추적 관찰을 진행합니다.

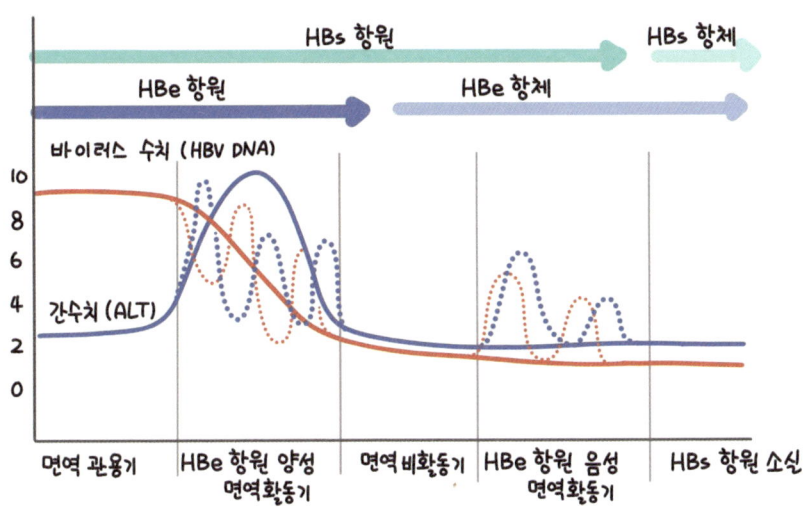

*출처: 2022 대한간학회 만성 B형간염 진료 가이드라인

B형간염과 간암 발생 위험

우리나라에서 간암의 가장 흔한 원인은 B형간염 바이러스입니다. 만성 B형간염 중 면역비활동기(e 항원 음성이면서 지속적으로 간수치가 정상이고, B형간염 바이러스 수치가 2,000 IU/mL 미만)에 해당되며 간섬유도가 정상인 환자는, 항바이러스제 치료를 받아 바이러스 수치와 간수치가 안정적

으로 유지되는 환자보다 간암 발생 위험이 낮은 것으로 보고됩니다. 따라서 B형간염 환자 중에서는 자연경과가 좋은 상태로 간주됩니다. 그러나 B형간염 바이러스는 체내 면역체계와 지속적으로 상호작용하기 때문에 면역비활동기를 벗어나 바이러스 수치나 간수치가 변동할 가능성이 있어, 간암 정기 검사 시 바이러스 활동 상태를 확인하는 혈액검사도 함께 시행하는 것이 필요합니다.

최근 연구에 따르면, 항바이러스제 치료 기준에는 포함되지 않지만 면역비활동기의 정의에서 벗어난 환자들의 간암 발생률이 충분히 낮지 않아, 이들 또한 항바이러스제 치료 대상자로 고려해야 한다는 결과가 보고되고 있습니다. 따라서 모든 만성 B형간염 환자는 정기적인 간암 감시검사와 함께 전문가의 진료를 받는 것이 중요합니다.

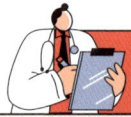

환문명답

- 모든 만성 B형간염 환자는 B형간염 바이러스 보유자로 볼 수 있습니다.
- 항바이러스제 치료 대상이 아닌 만성 B형간염 환자도 간암이 발생할 수 있으므로 정기적인 간암 감시검사가 필요합니다.

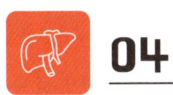

간암 가족력이 있으면 간암에 더 잘 걸리나요?

가족력의 빈도가 높다고 알려져 있는 암에는 위암, 대장암, 유방암 등이 있습니다. 국내 6대 주요 암에 대해 가족력을 분석한 연구에서 간암의 7.9%가 가족력이 있었으며, 이는 위암에 이어 두 번째로 높은 빈도를 보였습니다. 대부분의 간암은 주로 만성 바이러스 간염, 간경변증 등의 위험 인자들이 있는 상태에서 발생합니다. 또한 가족력이 있는 경우 간암에 걸릴 위험이 2~5배까지 증가한다고 보고되고 있습니다.

가족 내 유전질환이 있다는데 가족력도 유전력과 비슷한 말인가요?

가족력은 특정 유전자가 전달되어 발생하는 유전력과는 차이가 있습니다. 가족 내 구성원은 유전자뿐만 아니라 환경적 요인과 생활 습관 등 여러 위험 요인들에 함께 노출될 수 있어 암에 걸릴 위험이 증가할 수 있습니다. 가족력은 다양하게 정의되는데 일반적으로 부모, 자식, 형제와 같은 1차 관계 친족(first degree relative) 중 1명 이상에서 같은 질병이 발병하는 경우를 말하며, 넓게는 2차 관계 친족(second degree relative)이나 3차 관계 친족(third degree relative)까지 포함하기도 합니다.

간암에서 가족력이 있는 이유는 무엇인가요?

우리나라에서는 과거 수직감염에 의한 B형간염이 흔했으며, 이는 간암 가족력의 주요 원인 중 하나입니다. 하지만 만성 B형간염 환자 중에서도 가족력이 있는 경우 간암의 발생 위험이 더 높고, 이들 간에 상호작용이 있는 것으로 관찰되었습니다. 또한 만성 바이러스 간염이 없는 경우에도 가족력이 있는 경우 간암의 위험도가 높아, 만성 바이러스 간염만으로는 간암과 가족력 간의 관계를 충분히 설명하기 어렵습니다. 간암은 만성 바이러스 간염뿐만 아니라 다양한 위험 인자들에 의하여 발생하며, 유전 요인 외에도 대사이상 지방간질환과 연관된 비만과 당뇨병 등도 간암의 발생과 관련이 있습니다. 이러한 질환들은 가족 구성원들 내에 동반된 경우가 많으며, 담배와 알코올 같은 인자들도 동반하여 가족력에 영향을 줄 수 있습니다.

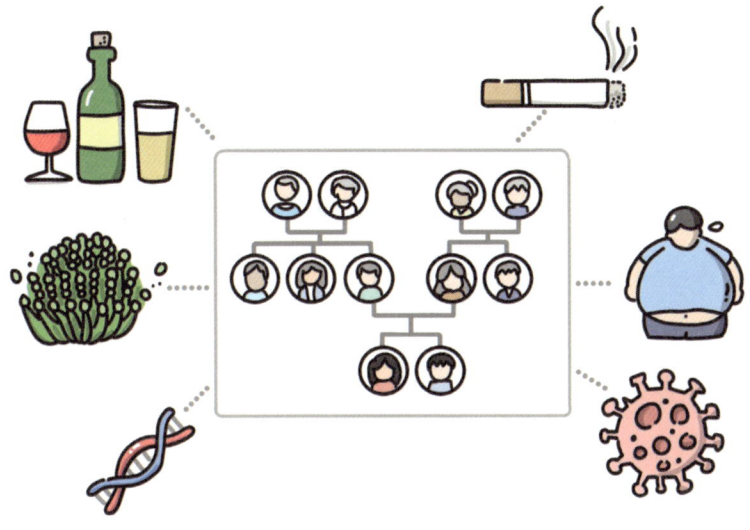

간암의 가족력에 영향을 미치는 여러 인자들

어머니가 B형간염인데 저도 검사를 받아야 하나요?

출생 시 어머니로부터 수직감염이 되었을 수 있기 때문에 자녀도 B형간염 검사를 받아보는 것이 중요합니다. B형간염이 아니라면 B형간염의 항체 형성이 되었는지 확인해 보고 항체가 없는 경우는 예방접종을 고려해야 합니다. 만약 B형간염 보유자라면 간염의 활성화에 의한 간의 염증을 확인하기 위하여 정기적으로 혈액검사를 받아야 하며, B형간염 항바이러스제의 적응증에 해당하는 경우 약제를 복용하고 이를 통해 간암의 발생을 낮출 수 있습니다. 뿐만 아니라 만 40세 이상인 경우 간암의 조기 발견을 위하여 6개월마다 혈청 알파태아단백검사와 초음파검사 등이 필요합니다.

간암의 가족력이 있다면 간암이 빨리 자라고 위험한가요?

현재로서는 명확한 결론을 내기는 어렵습니다. 보다 어린 나이에 간암이 진단되고 공격적인 성향을 보인다는 주장도 있지만 조기에 발견되어 환자의 예후가 더 좋았다는 상반된 연구 결과도 있습니다. 후자의 경우에는 간암의 가족력을 가진 환자들이 간암에 더 관심을 가지고 검사를 시행할 수 있어 가족력이 환자의 예후에 영향을 미쳤을 수 있습니다. 이러한 간암의 가족력은 개인의 노력으로 교정할 수 없는 유전인자와는 다르게 적절한 간염의 치료와 생활 습관 관리 등을 통하여 간암의 발생을 낮추는데 도움이 될 수도 있다는 점에서 중요합니다.

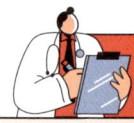

환문명답

- 간암의 가족력은 유전적 요인뿐만 아니라 환경과 생활 습관이 복합적으로 작용하는 결과입니다.
- 가족력이 있는 경우 간암의 위험이 2~5배 증가할 수 있습니다.
- 간암의 가족력이 있는 경우 정기적인 간 검진과 생활 습관 관리 및 B형간염의 예방과 치료가 간암의 예방에 중요합니다.

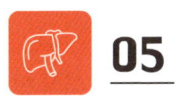

05

지방간에서 생기는 간암은 바이러스 연관 간암과 다른가요?

지방간과 간암의 관계

지방간은 간내 5% 이상의 지방 침착이 있는 질환을 말하며, 그 원인은 크게 두 가지로 나뉩니다. 첫째, 과도한 음주 섭취로 인해 발생하는 알코올 연관 지방간, 둘째, 비만, 인슐린저항성, 제2형 당뇨병, 고혈압, 고지혈증 등과 관련된 대사이상 지방간질환입니다. 최근 서구화된 식습관과 비만 인구 증가로 인해 대사이상 지방간질환의 유병률이 빠르게 증가하고 있으며, 현재 우리나라 전체 인구의 25~30%가 해당 질환을 가지고 있는 것으로 추정됩니다. 반면, B형 바이러스 간염의 유병률은 약 2~3%, C형 바이러스 간염의 유병률은 1% 이하로 감소하는 추세입니다.

지방간에 의한 간암과 바이러스 연관 간암의 차이점

모든 만성 간질환은 지속적인 염증과 손상을 받게 되면 간섬유화 과정을 거쳐 간경변증 단계로 진행할 수 있으며, 이 단계에서 간암이 발생할 위험이 증가합니다. 현재 우리나라에서 발생하는 간암의 약 70%는 바이러스 간염에 의해 유발됩니다. 그러나 최근에는 지방간에 의한 간암 발생이 증가하고 있으며, 바이러스 연관 간암과 비교했을 때 몇 가지 중요한 차이점이 있습니다.

첫째, 바이러스 연관 간암의 경우 국가암검진사업을 통해 40세 이상 성인을 대상으로 6개월마다 복부 초음파 및 혈액검사를 시행하여 조기에 발견하려는 체계가 마련되어 있습니다. 반면, 지방간의 경우 간경변증이 동반된 환자를 제외하면 표준화된 간암 감시검사가 정립되지 않아 간암이 이미 진행된 상태에서 발견되는 경우가 많습니다. 이에 따라 지방간에 의한 간암은 조기 치료가 어려워 예후가 좋지 않을 가능성이 높습니다.

둘째, 바이러스 연관 간암은 항바이러스제를 복용하면 간암 발생 위험을 낮출 수 있습니다. 그러나 지방간에 의한 간암의 경우 현재 간암 발생을 줄일 수 있는 치료 약제가 없습니다. 다만, 지방간 환자에서 음주를 지속하고 비만과 당뇨병이 심한 경우 간암 발생 위험이 증가하므로, 금주와 체중 조절, 당뇨병 치료가 매우 중요합니다.

셋째, 바이러스 연관 간암은 대부분 간경변증과 함께 발생하는 반면, 지방간에 의한 간암은 간섬유화나 간경변증이 없는 상태에서도 발생하는 경우가 보고되고 있습니다. 아직까지 지방간 관련 간암 발생 기전이 명확하게 규명되지 않았으며, 고위험군을 예측하는 표준화된 지표가 부족한 상황입니다.

지방간에 의한 간암과 바이러스 연관 간암의 차이점

	지방간에 의한 간암	바이러스 연관 간암
주요 원인	음주, 비만, 당뇨병	B형·C형간염 바이러스
간암 발생 빈도	낮음	높음
간암 감시검사 대상	간경변증	40세 이상
간암 진단 당시 병기	보다 진행된 병기	다양함
간암 발생 당시 간경변증	간경변증 없이 발생 가능	B형간염- 간경변증 없이 발생 가능 C형간염- 대부분 간경변증 동반
간암 예방 약제	없음	항바이러스제

지방간 환자의 간암 예방 및 관리

지방간에서도 간암이 발생할 수 있으며, 비만과 당뇨병 인구가 증가함에 따라 지방간 관련 간암의 발생이 점점 증가하고 있습니다. 현재로서는 지방간 환자에서 간암 예방을 위한 표준 약제가 없으므로, 생활 습관 개선이 매우 중요합니다. 금주, 체중 조절, 당뇨병 관리 등을 철저히 하여 지방간을 개선하는 것이 간암 예방에 도움이 됩니다. 또한, 간암 발생 위험이 높은 환자는 정기적인 검사를 통해 간 상태를 지속적으로 모니터링해야 합니다.

환문명답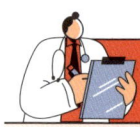

- 지방간도 간암의 원인이 될 수 있으며, 발생 빈도가 점점 증가하고 있습니다.
- 바이러스 연관 간암과 달리, 지방간에 의한 간암은 표준화된 검진 체계가 없어 조기 발견이 어렵습니다.
- 지방간에서 간암 예방을 위한 확실한 약제는 없으며, 생활 습관 개선이 필수적입니다.
- 정기적인 검진과 건강한 생활 습관 유지가 지방간 환자의 간암 예방에 중요합니다.

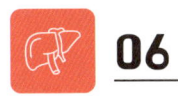 **06**

저는 간암 고위험군이라고 들었는데 간암에 안 걸리려면 어떻게 해야 할까요?

간암은 조기에 발견할수록 치료가 용이하지만, 가장 중요한 것은 간암 발생 자체를 예방하는 것입니다. 간암은 주로 특정 위험 인자를 보유한 환자들에게서 발생하는 경향이 있으므로, 간암 고위험군에 속하는 경우 정기적인 검진, 적절한 치료, 생활 습관 관리가 필수적입니다.

간암 고위험군 분류

간암은 만성 간질환으로 인해 간 손상이 누적되면서 발생하는 경우가 많으며, 대표적인 고위험군에는 간경변증, 만성 B형간염, 만성 C형간염, 지방간 등이 포함됩니다. 간경변증은 간이 오랜 기간 손상되며 딱딱하게 굳어진 상태로, 우리나라에서는 주로 만성 B형간염,

C형간염, 그리고 과도한 음주가 원인입니다.

B형·C형간염 환자의 간암 예방

간암 발생 위험이 높은 만성 B형간염 환자는 항바이러스제 치료 시점을 확인하고, 간암을 조기 발견하기 위해 1년에 2회 복부 초음파 및 혈액검사를 통한 정기 추적 검사가 필요합니다. 모든 B형간염 환자가 항바이러스제 치료를 받아야 하는 것은 아니지만, 치료 기준을 만족하는 환자가 항바이러스제를 복용하면 간경변증 진행과 간암 발생 위험을 줄일 수 있습니다. 현재 사용되는 B형간염 치료제는 내성 발현 가능성이 적고 부작용도 적어, 전문의의 판단하에 적절한 시점에 치료를 시작하면 간암 예방에 효과적입니다.

만성 C형간염 환자는 항바이러스제 치료를 통해 완치가 가능합니다. 2~3개월 동안의 치료로 대부분의 환자가 완치될 수 있으며, 치료를 통해 간경변증 진행을 막고 간암 발생 위험도 현저히 줄일 수 있습니다. 따라서 조기 진단 후 적극적인 치료가 필요합니다.

알코올 간경변증 환자의 간암 예방

장기간 음주로 인해 간경변증이 발생한 환자는 절대적인 금주가 필수적입니다. 진행된 간경변증을 원래 건강한 상태로 되돌릴 수 있는 약제는 없으며, 간경변증 발생 후에도 음주를 지속하면 간 기능 저하로 복수, 황달 등이 발생할 수 있고 심한 경우 간이식을 필요로

할 수도 있습니다.

알코올 간경변증 환자가 음주를 지속할 경우 간암 발생 위험도 크게 증가하므로, 어떠한 약물 치료보다도 절대적인 금주 유지가 가장 중요합니다. 필요 시 정신건강의학과 전문의와 상담하여 알코올 의존성 치료를 병행하는 것이 도움이 될 수 있습니다.

지방간과 대사질환 환자의 간암 예방

최근 비만, 당뇨병, 고지혈증 등과 함께 지방간이 동반된 환자들이 증가하고 있습니다. 만성 B형간염 또는 만성 C형간염 환자가 지방간까지 동반하고 있다면 간경변증 진행과 간암 발생 위험이 더욱 증가할 수 있으므로, 체중 감량과 건강한 생활 습관 유지가 필수적입니다.

당뇨병과 고지혈증이 있는 경우에는 필요에 따라 약물 치료를 통해 혈당 및 콜레스테롤 수치를 조절해야 하며, 규칙적인 운동, 탄수화물과 포화지방 섭취 감소, 채소와 단백질 섭취 증가를 통해 체중을 관리하면 간암 발생 위험을 낮출 수 있습니다.

간암 고위험군과 예방 관리 가이드

고위험군	주요 원인	간암 예방 및 관리 방법
간경변증	만성 B형·C형간염, 음주, 지방간 등	− 원인별 치료(항바이러스제, 금주, 체중 감량 등) − 간암 조기 발견을 위한 정기 검진 필수
만성 B형간염	B형간염 바이러스(HBV) 감염	− 정기 검진: 6개월마다 초음파, 혈액검사 − 치료 기준 충족 시 항바이러스제 치료
만성 C형간염	C형간염 바이러스(HCV) 감염	− 항바이러스제 치료(2~3개월)로 완치 가능 − 완치 후 간암 발생 위험도는 감소하나 정기 검진 필요
알코올 간질환/간경변증	장기간 과음	− 절대 금주가 가장 중요 − 필요 시 정신건강의학과 상담 후 약물치료 병행
대사이상 지방간 질환/간경변증	비만, 당뇨병, 고지혈증 등	− 체중 감량(식습관 조절과 운동) − 혈당/콜레스테롤 관리(필요 시 약물 치료)

- 간암 고위험군에는 만성 B형·C형간염 환자, 간경변증 환자, 지방간 환자 등이 포함됩니다.
- 만성 B형간염 환자는 정기 검진을 받고, 치료 기준을 만족하는 경우 항바이러스제 투약을 통해 간암 발생 위험을 줄일 수 있습니다.
- 만성 C형간염은 2~3개월의 항바이러스제 치료로 완치 가능하며, 치료를 받으면 간암 위험이 감소합니다.
- 알코올 간경변증 환자는 절대 금주가 필수적이며, 필요 시 정신건강의학과 전문의의 도움을 받을 수 있습니다.
- 대사이상 지방간질환 환자는 체중 감량, 균형 잡힌 식습관, 규칙적인 운동을 통해 간암 위험을 낮출 수 있습니다.

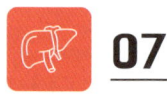 **07**

20~30대에도 간암이 생길 수 있나요?

　간암은 일반적으로 만성 간염으로 인해 간이 오랜 기간 손상된 후 발생하는 경우가 많아 20~30대보다는 중장년층에서 흔한 암입니다. 보건복지부 2021년 암등록통계에 따르면 2021년도 전체 간암 환자 15,131명 중 20~39세 간암 환자는 1.5%인 231명(남자 157명(1.4%), 여자 74명(1.9%))으로 보고되었습니다. 우리나라 간암의 주요 원인인 B형간염은 예방접종 사업의 효과로 젊은 연령층에서 유병률이 크게 감소하였으며, 이에 따라 20~30대에서 만성 B형간염 환자는 상대적으로 적은 편입니다. 그러나 이 연령대에서도 간암이 발생하지 않는 것은 아닙니다.

　20~30대에서는 간암의 위험 인자인 기저 간질환이 있어도 초기 증상이 없거나 경미한 경우가 많아 본인이 간암 위험군임을 모른 채

로 생활하거나, 사회생활로 바빠 병원 방문이 늦어지는 일도 자주 발생합니다. 또한 우리나라 40세 미만 연령층은 국가 간암 검진 대상에 포함되지 않아 조기 진단이 어렵고 오히려 간암이 진행된 상태에서 뒤늦게 진단되는 사례들이 있습니다.

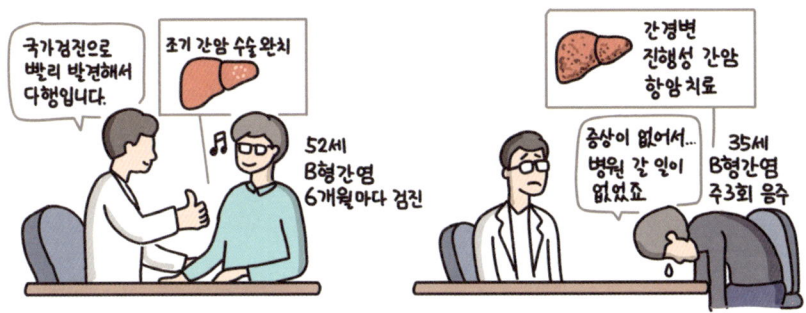

20~30대 간암 환자의 특징과 예후

20~30대 간암 환자는 주치의 입장에서도 매우 안타까운 경우가 많습니다. 크기가 크고 혈관 침범 등이 동반되어 완치가 어렵고, 재발 및 질병 진행 위험이 다른 연령대보다 높으며, 약물 반응이 좋지 않고 나쁜 예후를 갖는 조직형인 경우가 많습니다. 하지만 조기에 진단되어 적절한 치료를 받은 젊은 간암 환자는 중장년층보다 더 나은 예후를 보였다는 연구 결과도 있습니다. 따라서, 간암 발생 위험군에 해당하는 경우 20~30대라 하더라도 정기적으로 검진을 하여 간암을 조기에 진단하는 것이 중요합니다.

젊은 간암 발생 위험군

20~30대에서 간암이 발생하는 경우 대부분 위험 인자를 가지고 있는 경우가 많습니다. 특히 만성 B형간염을 보유한 젊은 환자들은 간암 위험이 높으며, 20~30대 간암 환자의 80~90%에서 만성 B형간염이 동반되어 있다고 보고되었습니다. B형간염이 활성화되면서 간 손상으로 인한 간섬유화가 많이 진행될수록 간암 발생 확률이 증가할 수 있고, 또한 간이 많이 손상되지 않았더라도 B형간염 바이러스의 유전자 변이로 인해 간암이 발생할 수 있습니다. 따라서 가족 중 B형간염 보유자가 있다면 본인이 B형간염 보유자인지 여부를 확인해야 하며, 보유자라면 정기적인 복부 영상검사를 시행해야 합니다.

과도한 음주를 하거나 대사이상 지방간질환을 가진 경우에도, 음주 습관이 지속되거나 지방산염이 심하여 간섬유화 및 간경변증으로 진행된다면 간암 발생 위험이 높습니다. 평소 음주량이 많거나 비만한 분들은 생활 습관을 개선하여 간질환의 진행을 막고, 검진을 통해 간 상태를 확인하여 정기 추적관찰이 필요한지 확인해야 합니다.

간암 예방을 위한 생활 습관 관리

조기 발견을 위한 검진도 중요하지만, 간암 발생 확률을 낮추기 위해서는 기저 간질환을 관리하는 것이 가장 중요합니다. B형간염이나 C형간염과 같은 바이러스 간염 환자는 전문의와 상담하여 적절히 치료를 받으면 간섬유화의 진행과 간암 발생 위험을 크게 낮출 수 있습니다. 지방간질환이 있는 경우에도 지방간염에 의한 간섬유화가 진행되지 않도록 균형 잡힌 식단과 규칙적인 운동을 지속하여 체중을 적절히 조절하고 근육량을 유지할 것을 권장합니다. 음주와 흡연 역시 간 손상을 가속화하고 간암 발생 위험을 높이는 요인이므로, 기저 간질환이 있다면 금주 및 금연을 해야 합니다.

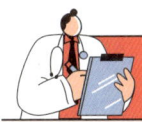

환문명답

- 중장년층에 비해 발생 빈도는 낮지만 20~30대에서도 간암이 발생할 수 있습니다.
- 40세 미만은 국가 간암 검진 대상에 해당되지 않고, 바쁜 생활로 병원 방문이 늦어져 간암이 진행된 상태에서 발견되는 경우가 많아 젊은 고위험군에서 주의가 필요합니다.
- 젊은 간암 환자는 종양 크기나 혈관 침범, 악성 조직형 등으로 예후가 나쁜 경우가 많지만, 조기 진단 시에는 치료 반응과 생존율이 더 좋은 경우가 많습니다.

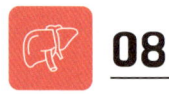

08

혈관종이나 간 낭종이
간암으로 진행될 수 있나요?

간 혈관종과 간암의 관계

간 혈관종은 간내의 혈관 조직이 비정상적으로 증식하고 확장하여 덩어리를 형성한 것으로, 간에서 발생하는 가장 흔한 양성 종양입니다. 대부분 크기가 작고 증상이 없으며, 건강검진 초음파검사에서 우연히 발견되는 경우가 많습니다. 혈관종은 양성 종양으로 간암으로 진행하지 않으며, 대부분의 경우 치료가 필요하지 않습니다.

하지만 혈관종이 크기가 크거나 복부 팽만, 복통, 출혈 등의 증상을 유발하는 경우에는 수술이나 색전술 등의 치료가 필요할 수 있습니다. 또한, 영상검사에서 간 혈관종과 간암의 감별이 어려운 경우가 있습니다. 특히, 만성 B형·C형간염, 간경변증과 같은 간암의 위험인자를 가진 환자는 초음파검사에서 전형적인 혈관종 모양이 보이더라도 CT(전산화단층촬영)이나 MRI(자기공명영상) 검사 등의 확진 검사가 필요합니다.

또한, 간암의 위험 인자를 가진 환자는 간의 어느 부위에서든 간암이 발생할 가능성이 있으며, 기존의 혈관종 주변에서도 간암이 생길 수 있습니다. 특히 간암의 크기가 작으면 혈관종에 가려 초음파 검사에서 발견되지 않거나, 혈관종으로 오인될 가능성도 있습니다. 따라서 간암 위험 인자와 간 혈관종을 동시에 가진 환자는 정기적인 초음파검사에서 혈관종의 위치, 크기, 모양을 면밀히 점검해야 하며, 크기 증가나 형태 변화가 있을 경우 CT나 MRI와 같은 추가 검사를 시행하는 것이 필요합니다.

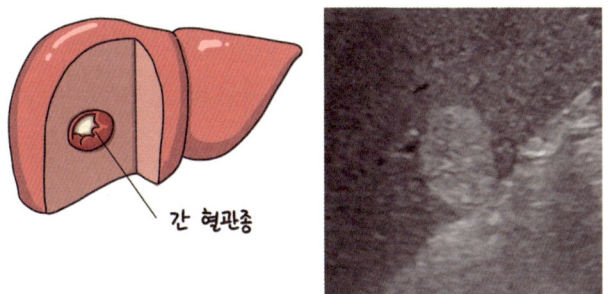

간 혈관종 초음파 사진

간 낭종과 간암의 관계

간 낭종은 간실질 내에 얇은 막으로 둘러싸인 공간에 액체가 고여 있는 구조로, 간 조직과는 분리된 형태를 가집니다. 내부의 액체는 정상적인 체액의 일종이며, 낭종 주변의 막도 정상적인 간 조직으로 구성되어 있습니다. 간 낭종은 대부분 증상이 없으며, 건강검진에서 우연히 발견되는 경우가 많습니다.

단순 간 낭종은 악성 종양으로 변하지 않으며, 간암으로 발전하지 않습니다. 따라서 특별한 치료가 필요하지 않은 경우가 대부분입니다. 다만, 간 낭종이 감염되거나 파열될 경우, 출혈이 발생하거나 크기가 증가하면서 혈관이나 담도를 압박할 때는 경피적 배액술이나 간절제 등의 치료가 필요할 수 있습니다.

간 낭종이 직접적으로 간암으로 진행하지는 않지만, 초음파검사에서 간 낭종의 후방 음영 증가로 인해 낭종 아래쪽(직하방)의 간 조직이 충분히 관찰되지 않는 경우가 있습니다. 이러한 특성 때문에 간암이 발생해도 조기 발견이 어려울 수 있습니다. 따라서 간암 위험 인자가 있는 환자는 초음파검사에서 간 낭종이 보이면 다양한 각도에서 간내를 면밀하게 관찰해야 하며, 필요할 경우 CT나 MRI 검사를 시행하는 것이 권장됩니다.

간 낭종 초음파 사진

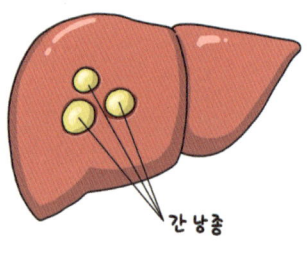
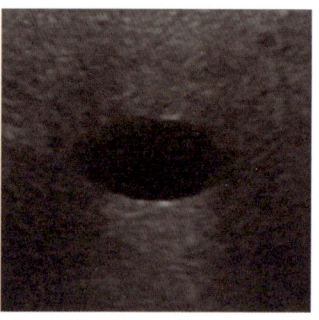

간 혈관종과 간 낭종을 가진 환자의 주의사항

결론적으로, 간 혈관종과 간 낭종은 모두 양성 질환으로 대부분 치료가 필요하지 않으며, 간암으로 진행하지 않습니다. 하지만 간암의 위험 인자를 가진 환자의 경우, 혈관종이나 간 낭종과 간암을 정확히 감별해야 하며, 간암이 이러한 구조물들에 가려지거나 혼동될 가능성이 있기 때문에 정기적인 검사가 필수적입니다. 특히, 혈관종의 크기 변화나 간 낭종 주위 조직의 이상 소견이 있을 경우 반드시 추가 검사를 받아야 합니다.

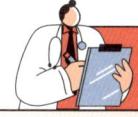

환문명답

- 간 혈관종과 간 낭종은 양성 종양이며, 간암으로 진행하지 않습니다.
- 간암 위험 인자가 있는 경우, 혈관종이나 간 낭종이 있다고 해도 간암과의 감별이 어려울 수 있으므로 정기적인 초음파 및 CT/MRI 검사를 통해 변화를 면밀히 관찰해야 합니다.
- 간 낭종은 간암으로 변하지 않지만, 초음파검사에서 간암 진단을 어렵게 할 가능성이 있으므로 면밀한 관찰이 필요합니다.

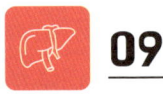

09

나무젓가락을 오래 사용하면 간암에 걸리나요?

나무젓가락과 간암의 연관성

최근 중국에서 4인 가족이 간암으로 사망했다는 보도가 국내 언론에 회자되었습니다. 제목만 보면 나무젓가락이 발암 물질처럼 느껴질 수 있지만, 보다 자세히 살펴보면 나무젓가락에서 아플라톡신이라는 곰팡이 독소가 발견되었다는 것이 주요 원인으로 지목되었습니다.

아플라톡신은 곰팡이가 생성하는 독소로, 주로 옥수수 등 전분이 많은 음식이 젓가락 사이에 남아 있을 경우 오래 방치되면서 발생할 가능성이 있습니다. 따라서 위생 관리가 제대로 되지 않은 나무젓가락을 오랜 기간 사용할 경우 아플라톡신에 노출될 위험이 높아집니다.

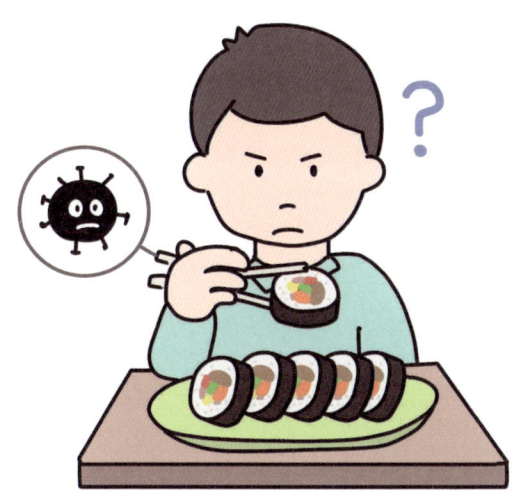

아플라톡신이란 무엇인가?

아플라톡신은 특정 곰팡이에서 생성되는 진균독(mycotoxin)의 일종으로, 세계보건기구(WHO)에서 1급 발암 물질로 지정한 강력한 독소입니다. 사람이나 동물이 노출될 경우 급성 및 만성 장애를 유발할 수 있으며, 오염된 음식 섭취를 통해 소화기관으로 흡수되거나 피부를 통해 침투할 수도 있습니다. 또한 공기 중 포자의 형태로 흡입될 가능성도 있어 주의가 필요합니다.

아플라톡신은 특히 간에 직접적인 영향을 미치며, 초기 증상으로 발열, 무기력, 신경성 식욕부진, 복통, 구토, 간염 등을 유발할 수 있습니다. 또한 장기간 반복적인 노출이 지속될 경우 간세포 변이를 촉진하여 간암의 발생 위험을 증가시킬 수 있습니다.

아플라톡신은 일반적인 발암 물질보다 독성이 4,000배나 강력하며, 고온에서도 쉽게 사멸되지 않기 때문에 단순히 끓이거나 가열하는 방법으로 제거되지 않습니다. 특히 대량 노출 시에는 황달, 간부전, 출혈 등의 심각한 증상을 유발할 수 있으며, 아주 오래된 곰팡이 오염 음식 섭취로 인해 급성 중독이 발생할 수도 있습니다.

반면, 만성 노출은 소량의 아플라톡신에 장기간 지속적으로 노출될 경우를 의미하는데, 주로 곡물, 견과류, 식용유 등의 보관 상태가 좋지 않을 때 발생할 가능성이 높습니다. 아플라톡신은 체내에 축적되는 것이 아니라, 반복적인 노출이 누적될수록 독성 작용이 증가하는 특징이 있습니다.

아플라톡신 노출을 최소화하는 방법

아플라톡신 노출을 줄이기 위해서는 곡물, 견과류, 식용유 등의 보관 상태에 신경을 써야 합니다. 특히, 변질된 밥에서는 아플라톡신이 생성될 가능성이 높아 오래된 밥은 폐기하는 것이 좋습니다. 또한, 곰팡이가 생긴 곡물 역시 섭취하지 말고 바로 버려야 합니다.

고온다습한 환경에서는 곰팡이 번식이 더욱 활발해지므로, 여름철에는 음식물 쓰레기를 방치하지 않도록 하고, 곡물과 견과류는 건조한 곳에 보관해야 합니다. 나무젓가락을 오랫동안 사용하면 코팅이 벗겨지면서 곰팡이가 번식할 위험이 커질 수 있으므로, 자주 교체하는 것이 중요합니다. 더욱 위생적인 선택으로는 스테인리스 젓가락을 사용하는 것이 곰팡이 생성을 방지하고 아플라톡신 노출 위험을 줄이는 데 도움이 될 수 있습니다.

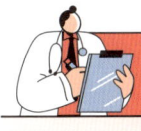 **환문명답**

- 나무젓가락을 오래 사용하면 아플라톡신에 노출될 위험이 증가할 수 있습니다.
- 아플라톡신은 WHO에서 지정한 1급 발암 물질로, 장기간 노출 시 간암 발생 위험을 증가시킬 수 있습니다.
- 곡물, 견과류, 식용유 등에서도 아플라톡신이 발생할 수 있으므로 보관 상태에 주의해야 합니다.
- 나무젓가락은 자주 교체하거나, 스테인리스 젓가락을 사용하는 것이 위생적으로 안전합니다.
- 음식 보관과 위생 관리를 철저히 하면 아플라톡신 노출을 줄일 수 있습니다.

2
간암의 주요 증상과 초기 징후

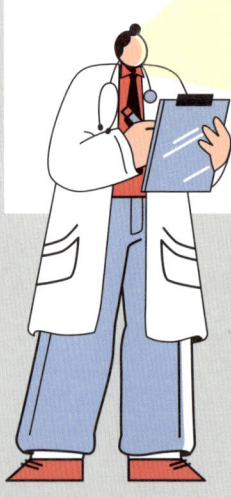

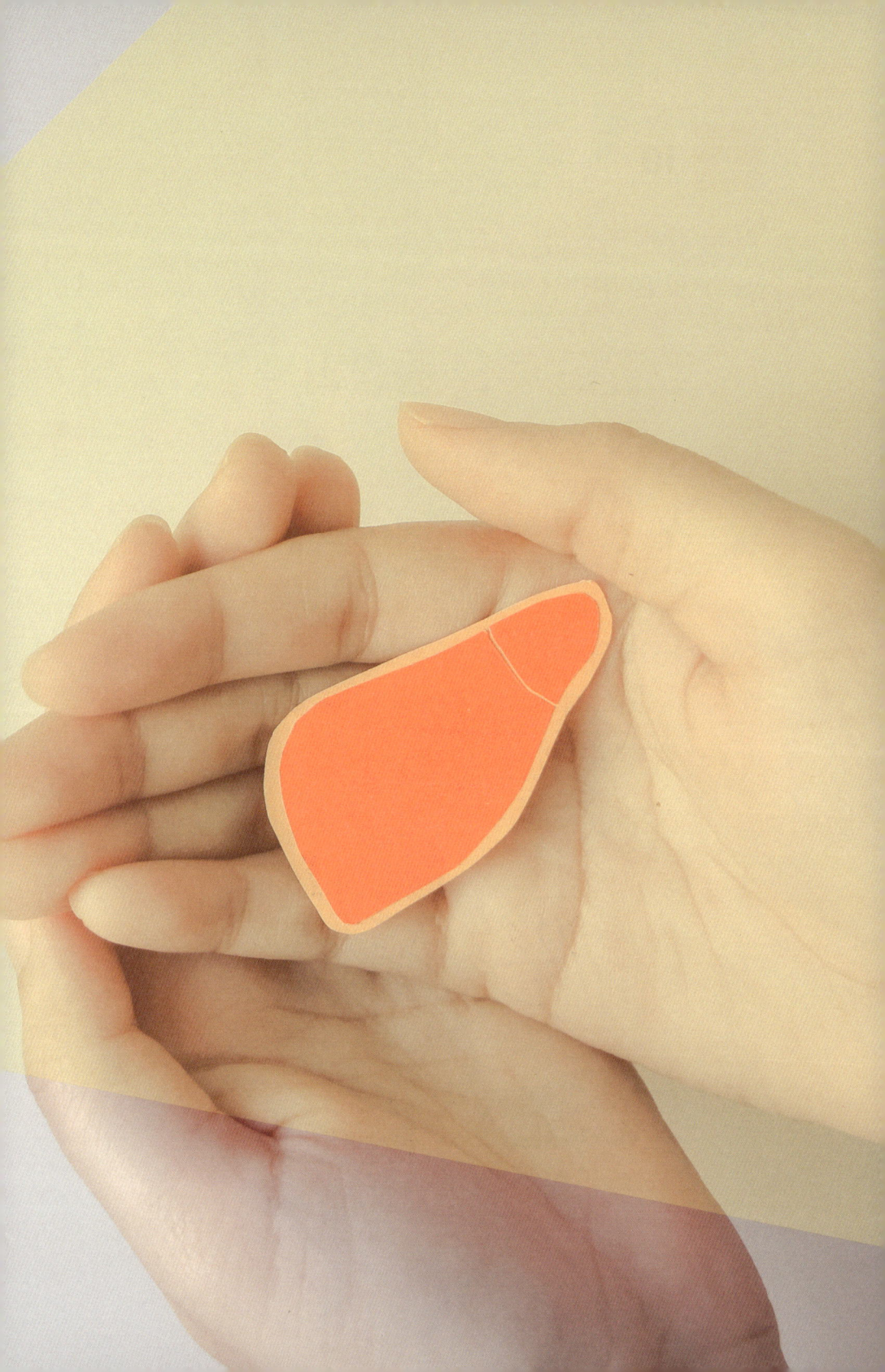

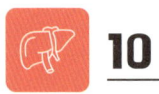 **10**

아무 증상이 없는데도 간암일 수 있나요?

많은 사람들은 질병이 생기면 증상이 나타나 이를 통해 이상을 감지할 수 있다고 생각하지만, 간암은 초기나 중기까지 특별한 증상이 없어 알아차리기 어려운 경우가 많습니다. 간은 '침묵의 장기'로

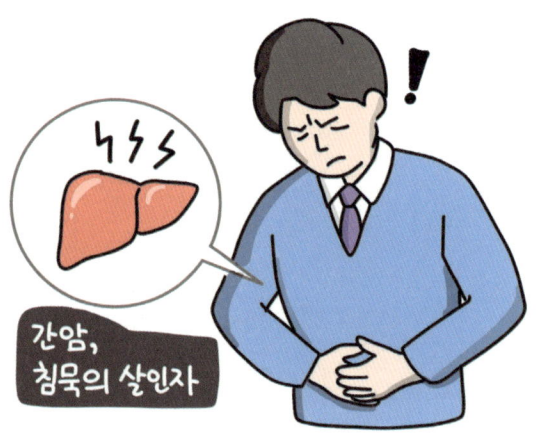

불릴 만큼 이상이 있어도 증상이 잘 나타나지 않아, 병이 상당히 진행된 뒤에야 간암을 발견하는 경우도 적지 않습니다.

간암이 증상 없이 진행되는 이유

간암이 증상 없이 진행될 수 있는 이유에는 여러 가지가 있습니다. 우선, 간은 손상이 생겨도 남아 있는 건강한 세포들이 그 기능을 보완하는 능력이 뛰어난 장기입니다. 예를 들어, 간의 일부가 암 조직으로 변하더라도 나머지 건강한 간 세포들이 기능을 보충해 주기 때문에 전체적인 기능은 정상적으로 유지될 수 있습니다. 따라서 환자는 몸에서 변화가 일어나고 있다는 사실을 전혀 인지하지 못한 채 생활할 수 있습니다.

또한, 간암이 진행되면서 나타나는 증상들은 대개 애매하고 모호합니다. 피로감이 느껴지거나 식욕이 줄어드는 등의 변화는 일상에서 흔히 경험할 수 있는 것이기 때문에 환자는 이를 심각하게 받아들이지 않고 지나칠 가능성이 큽니다. 복부에 약간의 불편감이 있더라도 단순한 소화 문제나 스트레스 때문이라고 생각하기 쉽고, 이러한 증상들이 간암과 관련이 있을 수 있다는 사실을 인지하기 어려워 간암은 더욱 조용히 진행됩니다.

간암의 성장 방식도 증상이 없는 이유 중 하나입니다. 초기 간암은 작은 크기로 시작하여 서서히 자라기 때문에 주변 조직이나 혈관을 압박하지 않습니다. 따라서 특별한 증상이 나타나지 않는 경우가 많습니다. 그러나 암이 점점 커지면서 심각한 간 기능 이상이 발생하거나 주변 장기까지 침범하면 그제야 황달, 복수, 극심한 피로감 등의 뚜렷한 증상이 나타나게 됩니다. 하지만 이 시점에는 이미 암이 상당히 진행된 경우가 많아, 간이식을 제외하면 치료 선택이 제한적일 수 있습니다.

간이 통증을 잘 느끼지 않는 구조라는 점도 중요한 이유입니다. 대부분의 장기는 손상되었을 때 통증을 통해 이상을 알려주지만, 간에는 신경이 거의 없어 암이 발생하더라도 통증을 느끼지 못하는 경우가 많습니다. 일반적으로 간의 피막(Glisson's capsule)이 늘어나거나 간암이 상당히 진행되어 간외 조직을 침범해야 통증이 발생하는데, 이 시점에서는 이미 병이 많이 진행된 상태일 가능성이 큽니다.

저는 자주 피로감을 느끼는데 간암 검사를 해야 할까요?

피로감은 누구나 경험할 수 있는 흔한 증상이지만, 간 기능이 저하되면 피로가 더욱 심해지고 쉽게 회복되지 않습니다. 간은 우리 몸에서 해독 기능을 담당하는 중요한 장기이므로, 간 기능이 저하되면 체내 노폐물과 독소가 제대로 배출되지 않아 지속적인 피로감을 유발할 수 있습니다. 단순한 피로와 달리 간질환과 관련된 피로감은 휴식을 취해도 쉽게 회복되지 않으며, 점점 더 심해지는 경향이 있습니다.

간암은 증상이 나타나기 전, 즉 초기에 발견하는 것이 가장 중요합니다. 특히 만성 B형·C형간염을 앓고 있거나 간경변증이 있는 환자는 증상이 없어도 6개월마다 정기적으로 상복부 초음파검사와 혈청 알파태아단백검사를 받아야 합니다. 건강검진에서 간 효소 수치(AST, ALT, GGT)가 정상으로 나왔다고 하더라도 간암이 진행될 가능성이 있기 때문에 영상검사를 병행하는 것이 중요합니다.

결국, 간암이 증상 없이 진행될 수 있는 이유는 간의 특성과 암의 성장 방식에서 기인합니다. 간은 손상되더라도 기능을 유지하려는 특성이 강하고, 암의 초기 증상은 매우 애매하며, 통증을 쉽게 느끼지 않는 장기이기 때문에 조기에 발견하기 어렵습니다. 이렇듯 간암은 우리 몸에서 특별한 신호 없이도 진행될 수 있기 때문에 증상이 없다고 안심해서는 안 됩니다. 오히려 증상이 없을 때 간 건강을 챙기고 정기적인 검진을 받는 것이 가장 현명한 선택입니다. 특히, 40세 이상에서 만성 바이러스 간염이 있거나 나이와 관계없이 간경변증이 있는 고위험군의 경우라면 6개월에 한 번씩 상복부 초음파와 혈청 알파태아단백검사를 반드시 시행해야 합니다. 간암은 조용히 병을 키울 수 있는 질환이지만, 우리가 먼저 관심을 갖고 관리한다면 조기에 발견하여 더 나은 치료 결과를 얻을 수 있습니다.

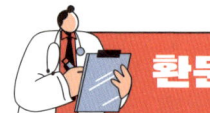

환문명답

- 간은 손상되더라도 기능을 유지하려는 특성이 강하고 통증을 잘 느끼지 않는 장기이기 때문에, 암이 생겨도 쉽게 자각하기가 어렵습니다.
- 피로감, 체중 감소, 식욕부진, 황달, 복부 팽만 등의 증상이 동반된다면 진행된 간암일 가능성이 있습니다.
- 증상이 없더라도 고위험군은 6개월마다 상복부 초음파와 AFP 검사를 통해 간암을 조기에 발견하는 것이 가장 효과적인 예방법입니다.

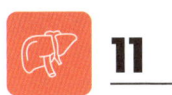

11

간암 진단 후
어떤 증상이 생길 수 있나요?

간암 진단 후 나타날 수 있는 증상은 암의 진행 정도, 치료 과정에서의 부작용, 그리고 환자의 전반적인 건강 상태에 따라 다양하게 나타날 수 있습니다. 이러한 증상들은 간암이 진행됨에 따라 더욱 뚜렷해지는 경향이 있으며, 특히 간 기능이 저하되거나 암이 간외로 퍼질 경우 더 심각한 증상이 동반될 수 있습니다. 간암 환자들이 경험할 수 있는 주요 증상들에 대해 설명해 드리겠습니다.

간암 진단을 받았는데 통증은 없나요? 언제부터 통증이 생기나요?

많은 환자들이 간암 진단을 받은 후에도 별다른 통증을 느끼지 않아 의아해할 수 있습니다. 간은 통증을 잘 느끼지 않는 장기이기 때문에 암이 상당히 진행될 때까지 특별한 통증이 나타나지 않을 수 있습니다. 일반적으로 간의 피막(Glisson's capsule)이 늘어나거나 종양이 주변 조직을 압박할 때 통증이 나타납니다.

간암으로 인한 통증은 대개 우측 상복부나 명치 부위에서 둔한 압박감으로 시작되며, 암이 진행될수록 점차 강한 통증으로 변할 수 있습니다. 특히 간암이 진행하면서 간의 크기가 커지거나, 간내 혈류 장애가 발생하거나, 간외 조직으로 암이 전이될 경우 통증이 더 심해질 수 있습니다. 또한 간암이 늑막이나 신경을 침범하면 갈비뼈 주변이나 어깨로 방사되는 통증이 발생할 수 있습니다. 하지만 간암의 진행 속도나 위치에 따라 통증의 유무와 강도가 다를 수 있으므로, 통증이 없다고 해서 간암이 심각하지 않다고 판단해서는 안 됩니다.

얼굴이 노래지고 몸에 부종이 생겼어요

간암이 진행되면서 간 기능이 저하되면 황달과 부종이 나타날 수 있습니다. 황달은 피부와 눈 흰자위가 노랗게 변하는 증상으로, 간이 정상적으로 빌리루빈(담즙 색소)을 처리하지 못할 때 발생합니다. 황달은 암이 간내 담도를 막거나 간세포 기능이 떨어질 때 나타날 수 있으며, 이러한 경우 소변 색이 진해지거나 가려움증이 동반될 수도 있습니다.

또한, 간 기능 저하로 인해 혈액 내 단백질(알부민) 수치가 감소하면 체내 수분이 정상적으로 유지되지 않아 부종이 발생할 수 있습니다. 특히 다리나 발목 부위에 부종이 자주 나타나며, 경우에 따라 복수가 차면서 배가 불러오는 느낌이 들 수 있습니다. 복수가 심해지면

숨쉬기가 불편해질 수도 있으며, 이런 경우에는 반드시 의료진과 상담하여 적절한 치료를 받아야 합니다.

그 외 간암 환자들에게 나타날 수 있는 주요 증상들

1. 피로감, 무력감

간암 환자들이 가장 흔히 호소하는 증상 중 하나가 피로입니다. 일상적인 활동을 하는 데도 쉽게 지치고 기운이 없어지는 것을 느낄 수 있습니다. 이는 암으로 인해 신체 에너지가 소모되거나 치료 과정에서 체력이 저하되기 때문입니다. 특히, 항암 치료나 방사선치료를 받는 중에는 피로가 더 심해질 수 있습니다.

2. 식욕부진과 체중 감소

암이 진행되면서 신진대사가 변화하고, 식욕이 감소하거나 음식 섭취량이 줄어드는 일이 흔합니다. 이로 인해 체중이 빠르게 감소할 수 있으며, 심한 경우 영양 불균형으로 인해 전신쇠약감이 동반될 수 있습니다.

3. 복부 통증과 불편감

간이 비대해지거나 종양이 주변 조직을 압박하면서 오른쪽 윗배에 둔한 통증이나 불편감을 느낄 수 있습니다. 때로는 간암 덩어리가 커지면서 복부에서 단단한 종괴가 만져질 수도 있습니다.

4. 황달과 복수

간 기능이 저하되면 피부와 눈 흰자위가 노랗게 변하는 황달이 나타나며, 복부에 물이 차는 복수가 발생할 수 있습니다. 이러한 증상이 나타나면 간 기능이 상당히 저하된 상태일 가능성이 높으므로, 주치의와 상담이 필요합니다.

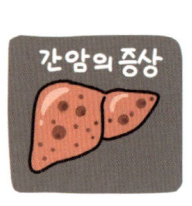
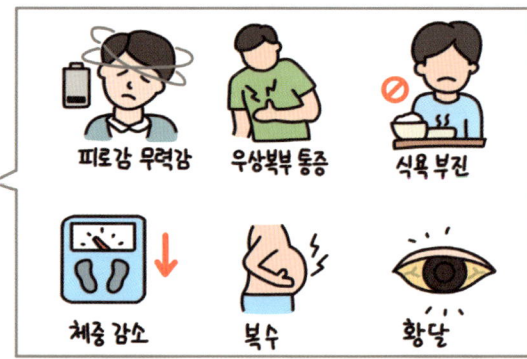

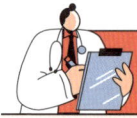 환문명답

- 간암은 진행 정도에 따라 다양한 증상을 보이며, 초기에는 특별한 증상이 없을 수 있습니다.
- 간암이 상당히 진행되기 전까지는 통증이 없거나 미미한 경우가 많습니다. 하지만 암이 커지면서 주변 조직을 압박하거나 전이될 경우 통증이 점점 심해질 수 있습니다.
- 간암 환자들에게 흔히 나타나는 증상으로 피로감, 식욕부진, 체중 감소, 복부 통증, 황달, 복수 등이 있습니다.

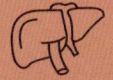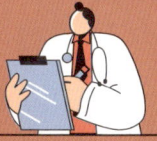

3
간암의 진단

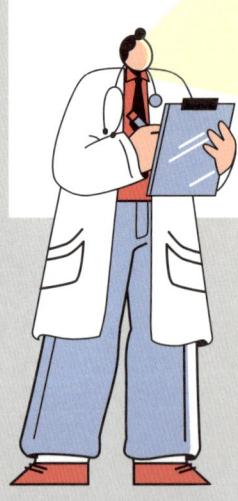

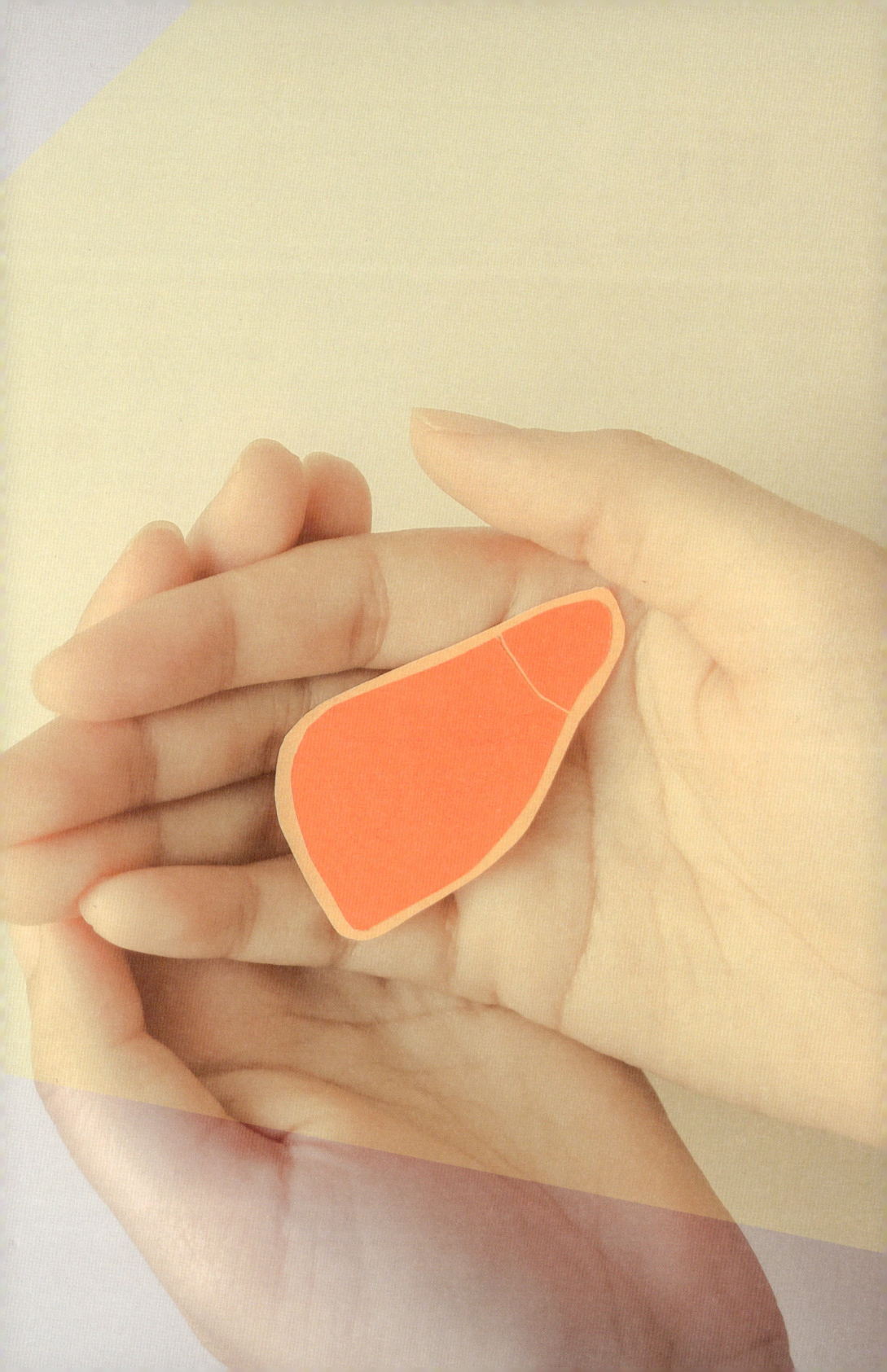

 **12**

간암은 어떤 검사로 진단하나요?

대부분의 암은 조직검사를 통해 암세포를 직접 확인해야 진단할 수 있습니다. 그러나 간세포암종은 조직검사 없이 영상검사만으로도 진단할 수 있는 몇 안 되는 종양 중 하나입니다. 다만, 이를 위해서는 몇 가지 조건을 충족해야 합니다.

조직검사 없이 간암을 진단할 수 있나요?

간암 고위험군인 만성 B형·C형간염, 간경변증의 경우 조영제를 사용한 CT(전산화단층촬영), MRI(자기공명영상), 초음파검사에서 특정한 영상 소견이 나타나면 조직검사 없이도 간세포암종으로 진단할 수 있습니다.

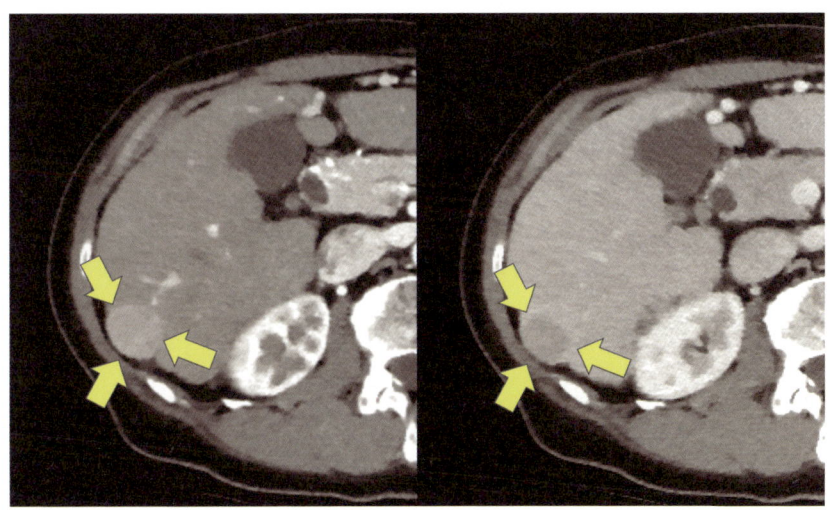

간세포암종의 특징적인 조영증강 패턴: 동맥기(좌)에서 주위 간보다 밝게 보이며(화살표) 문맥기(우)에서 주위 간에 비해 어둡게 보인다(화살표, '씻김 현상').

간세포암종이 진행하면 혈액 공급 방식이 변화하게 됩니다. 정상 간 조직은 대부분 문맥(정맥)을 통해 혈액을 공급받지만, 간세포암종이 발생하면 문맥에서의 혈액 공급이 줄어들고 신생 동맥을 통해 혈액을 공급받는 비율이 증가합니다. 이러한 변화로 인해 조영증강 영상검사에서 다음과 같은 특징적인 패턴이 관찰됩니다.

- 조영제 주입 후 '동맥기'에서 암 조직이 밝아짐(조영제 농도가 높아짐)
- '문맥기' 또는 '지연기'에서는 조영제가 빠르게 씻겨 나가면서 암 조직이 어두워짐

이러한 특징적인 조영증강 패턴을 보이는 경우, 간암 고위험군 환

자에서는 조직검사 없이도 간세포암종을 확진할 수 있습니다. 연구에 따르면, 간암 고위험군에서 조영증강 CT, MRI, 초음파검사에서 위와 같은 소견을 보일 경우 간세포암종일 확률이 90% 이상으로 매우 높다고 알려져 있습니다.

하지만 영상검사에서 간암의 전형적인 소견이 보이지 않거나, 간암이 아닌 다른 간 종양(혈관종, 담관암 등)과의 감별이 필요한 경우에는 조직검사를 시행해야 할 수도 있습니다.

초음파검사 결과와 실제 진단이 다를 수 있나요?

네, 초음파검사 결과는 실제 진단과 다를 수 있습니다. 초음파검사는 실시간으로 간을 관찰할 수 있고, 방사선 노출이 없어 정기 검진에 유용한 검사 방법이지만, 정확도가 낮다는 한계가 있습니다.

크기가 작은 종양(특히 1cm 미만)은 초음파에서 명확하게 보이지 않을 수 있습니다. 특히, 지방간이나 간경변증이 있는 경우 종양이 주변 조직과 구별되지 않을 가능성이 있으며, 초음파검사는 검사자의 경험과 기술에 따라 결과가 달라질 수도 있습니다.

또한, 체형 및 간 상태도 초음파검사 결과에 영향을 미칠 수 있습니다.

- 비만하거나 장내 가스가 많으면 간이 초음파로 명확하게 보이지 않을 수 있습니다.

- 간경변증이 심한 경우, 간실질이 많이 거칠어지고 간표면이 울퉁불퉁해져 종양을 구별하기 어려울 수 있습니다.

따라서 초음파검사만으로 간암을 확진할 수 없으며, 초음파에서 이상 소견이 발견되면 조영증강 초음파나 CT, MRI 같은 정밀 검사를 추가로 시행해야 합니다.

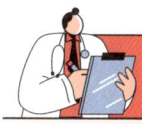

환문명답

- 간암 고위험군에서는 조직검사 없이도 영상검사(CT, MRI, 초음파)만으로 간암을 진단할 수 있습니다.
- 조영제를 이용한 CT, MRI, 또는 초음파검사에서 동맥기 조영 증강과 문맥기 씻김 현상 등의 전형적인 영상 소견이 나타나면 조직검사 없이도 간암으로 진단할 수 있습니다.
- 영상 소견이 명확하지 않거나 다른 종양과의 감별이 필요한 경우에는 조직검사가 필요할 수 있습니다.
- 초음파는 실시간 관찰이 가능하지만 정확도에 한계가 있어, 이상이 보이면 CT나 MRI 같은 정밀 검사가 반드시 병행되어야 합니다.

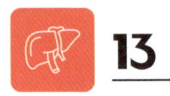
13
간 기능, 간암 종양표지자 수치가 정상인데도 간암일 수 있나요?

간세포암종(hepatocellular carcinoma, HCC) 환자 중 일부는 간 기능이 비교적 정상이며, 종양표지자로 알려진 혈청 알파태아단백(α-fetoprotein, AFP)과 PIVKA-II(protein induced by vitamin K absence or antagonist-II) 수치도 정상 범위에 속하는 경우가 있습니다.

환자의 간 기능은 동반된 기저 간질환의 종류와 중증도, 간세포암종의 진행 정도에 따라 다르게 나타날 수 있습니다. 간세포암종은 대부분 만성 간질환 및 간경변증 환자에서 발생하는데 초기 간경변증 환자의 경우 명확한 간 기능 검사 이상이 나타나지 않을 수 있습니다. 또한, 비활동성 만성 B형·C형간염 환자나 항바이러스제 치료로 간내 염증이 호전된 환자에서도 간 기능 검사 결과가 정상일 수 있습니다.

이와 같은 환자에서 담관이나 혈관 침범이 없는 크기가 작은 초기 간세포암종이 동반된 경우에는 간 기능에 영향을 미치지 않을 가능성이 있습니다. 따라서 간세포암종 고위험군(간경변증, 만성 B형·C형간염) 환자들은 간 기능이 정상 범위라 하더라도 간세포암종 감시검사를 반드시 주기적으로 받아야 합니다.

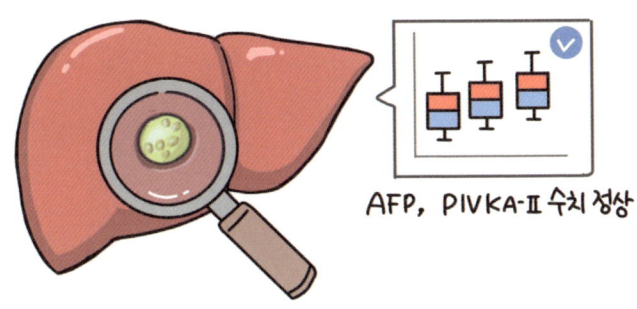

종양표지자(AFP, PIVKA-II)의 한계

혈청 AFP는 간세포암종의 대표적인 종양표지자이며, PIVKA-II는 진단 및 추적, 예후 평가에서 점차 활용 빈도가 높아지는 종양표지자입니다. 그러나 간세포암종의 분화도, 진행 정도, 아형에 따라 AFP나 PIVKA-II를 분비하는 정도가 다를 수 있습니다.

특히, 크기가 작고 분화도가 좋은 조기 간세포암종의 경우에는 종양표지자가 정상 범위일 가능성이 높습니다. 연구에 따르면, 작은 간세포암종 중 약 35%에서 AFP 수치가 정상으로 나타나는 것으로 알려져 있습니다. 또한, 간세포암종의 드문 아형 중 하나인 섬유층

판형 간세포암종(fibrolamellar HCC)에서는 대부분 AFP가 증가하지 않습니다.

한편, AFP 수치 상승은 간세포암종뿐만 아니라 간염 악화나 간세포의 활발한 재생 과정에서도 나타날 수 있으므로, 검사 결과 해석에 주의가 필요합니다. 종양표지자는 간세포암종의 진단과 추적에 중요한 역할을 하지만, 단독으로는 간세포암종을 확진하는 데 한계가 있습니다. 따라서 간세포암종 감시검사에서는 AFP 및 PIVKA-II와 함께 복부 초음파검사를 주기적으로 시행하는 것이 권고됩니다.

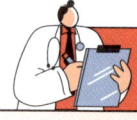

환문명답

- 간세포암종 환자라도 간 기능이 정상일 수 있으며, 종양표지자(AFP, PIVKA-II) 역시 정상 범위에 있을 가능성이 있습니다.
- 특히 조기 간세포암종에서는 종양표지자가 정상일 확률이 높으므로, 간세포암종 고위험군(간경변증, 만성 B형·C형간염)은 정기적인 감시검사를 받아야 합니다.
- 간세포암종 감시검사에서는 AFP, PIVKA-II뿐만 아니라 복부 초음파검사를 병행하는 것이 중요합니다.

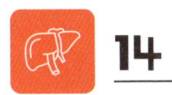 **14**

제 간암은
몇 기에 해당하나요?

간암의 병기를 결정하는 체계에는 여러 가지가 있으나, 국내에서는 modified UICC(mUICC) 병기체계를 주로 사용합니다. mUICC 병기는 종양의 크기나 범위(T인자), 림프절 전이 여부(N인자), 원격 전이 여부(M인자) 세 가지 요소를 평가하여 간암의 진행 정도를 구분하는 분류체계입니다.

간암 병기의 구성 요소

간암의 병기는 T(종양 크기 및 범위), N(림프절 전이 여부), M(원격 전이 여부)로 구성되며, 이를 종합하여 I기에서 IV기까지 구분합니다.

T인자(Tumor extent, 종양의 개수, 크기 및 혈관 침범 여부)

- T1: 종양이 1개이며 크기가 2cm 미만이고, 혈관 침범이 없음
- T2: 크기가 2cm 이상, 2개 이상의 종양, 혈관 침범, 이 세 가지 조건 중 한 가지를 만족하는 경우
- T3: 크기가 2cm 이상, 2개 이상의 종양, 혈관 침범, 이 세 가지 조건 중 두 가지를 만족하는 경우
- T4: 종양이 2개 이상이고 크기가 2cm 이상이며, 주요 혈관을 침범한 경우

N인자(Nodal involvement, 림프절 전이 여부)

- N0: 림프절 전이 없음
- N1: 림프절 전이 있음

M인자(Metastasis, 원격 전이 여부)

- M0: 원격 전이 없음
- M1: 원격 전이 있음

T, N, M 세 가지 요소를 종합하여 간암 병기를 I기에서 IV기로 분류할 수 있습니다. 림프절 전이와 원격 전이가 없을 때는 T인자에 따라 I기에서 IV A기로 나뉘며, 림프절 전이가 있으면 IV A기, 원격 전이가 있으면 IV B기로 분류됩니다. 간단한 기준으로 보면 종양이

1개이면서 2cm 미만이면 I기일 가능성이 높고, 종양이 크거나 여러 개라면 II~III기, 림프절 또는 다른 장기로 전이된 경우 IV기에 해당하게 됩니다.

modified UICC 병기체계

Stage	T	N	M
I	T1	N0	M0
II	T2	N0	M0
III	T3	N0	M0
IV A	T4 T1, T2, T3, T4	N0 N1	M0 M0
IV B	T1, T2, T3, T4	N0, N1	M1

Criteria	T1	T2	T3	T4
(1) Number of tumors: solitary (2) Diameter of the largest tumor ≤ 2 cm (3) No vascular or bile duct invasion: Vp0, Vv0, B0	All three criteria are fulfilled	Two of the three criteria are fulfilled	One of the three criteria is fulfilled	None of the three criteria are fulfilled

*출처: 대한간암학회-국립암센터 간암 가이드라인

3. 간암의 진단

간 기능과 병기의 관계

간암의 경우 TNM 병기만으로 치료 방법을 결정하거나 예후를 예측하기는 어렵습니다. 대부분의 간암 환자들은 간경변증과 같은 만성 간질환을 동반하고 있기 때문입니다. 즉, 기저 간 기능이 치료와 예후에 큰 영향을 미치므로, 단순히 병기만 보는 것이 아니라 환자의 간 기능 상태 및 일상생활 수행 능력을 종합적으로 고려하여 치료 방법을 선택하고 예후를 평가해야 합니다.

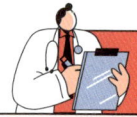 환문명답

- 간암 병기는 종양 크기, 개수 및 혈관 침범(T), 림프절 전이(N), 원격 전이(M) 여부를 종합하여 I기~IV기로 구분합니다.
- 단일 병변 종양이 2cm 미만이면서 혈관 침범이 없으면 I기, 크거나 여러 개면 II~III기, 림프절 또는 원격 전이가 있으면 IV기에 해당합니다.
- 하지만 간암은 병기만으로 치료 방법을 결정할 수 없으며, 환자의 간 기능과 생활 수행 능력도 함께 고려해야 합니다.

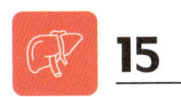

15

간세포암과 담관암은 어떤 차이가 있는 건가요?

간에서 발생하는 암을 넓은 의미에서 간암이라고 부르지만, 암이 발생한 조직의 유형에 따라 구분됩니다. 간세포에서 발생하는 암은 간세포암종(hepatocellular carcinoma, HCC)이며, 간내에서 담즙을 운반하는 담관에서 발생하는 암은 간내 담관암(intrahepatic cholangiocarcinoma, ICC)으로 구별됩니다. 두 암은 조직학적 특성이 뚜렷이 다르며, 발생 원인, 치료 반응, 예후 또한 차이가 있습니다.

간세포암종의 특징

간세포는 간실질의 대부분을 차지하며, 단백질 합성, 해독, 담즙 생산 등의 기능을 수행합니다. 간세포암종은 이러한 간세포에서 발생하는 원발성 간암으로, 2018년 기준 우리나라에서 11,234건이 발생하여 전체 암 발생의 6.1%를 차지하였습니다.

간세포암종은 지속적인 염증과 간세포 재생 과정에서 DNA 손상 및 유전자 돌연변이가 축적되어 발생합니다. 대표적인 유전자 변이로 TERT, TP53, CTNNB1, AXIN1 등이 있습니다.

간세포암종은 육안적으로
1. 단일병소의 큰 종양이거나,
2. 여러 개의 종양이 광범위하게 퍼져 다양한 크기의 결절을 형성하거나,
3. 미만성 침윤 양상으로 간 전체를 침범하는 형태로 나타납니다.

조직학적으로 간세포암종은 분화 정도에 따라 다양한 형태를 보입니다. 고분화 및 중등도 분화 종양에서는 간세포의 구조를 유지하며 작은 기둥 모양 또는 샘 구조를 형성하는 반면, 저분화 종양에서는 세포가 불규칙하게 증식하며, 거대세포나 방추세포 육종(sarcomatoid features)과 유사한 형태를 보일 수도 있습니다.

면역조직화학염색에서는 HepPar-1, 글리피칸-3(GPC3), 혈청 알파태아단백(AFP) 등이 주요 표지자로 사용됩니다.

두꺼운 기둥 모양의 배열을 가지는 간세포암종의 대표적인 사진

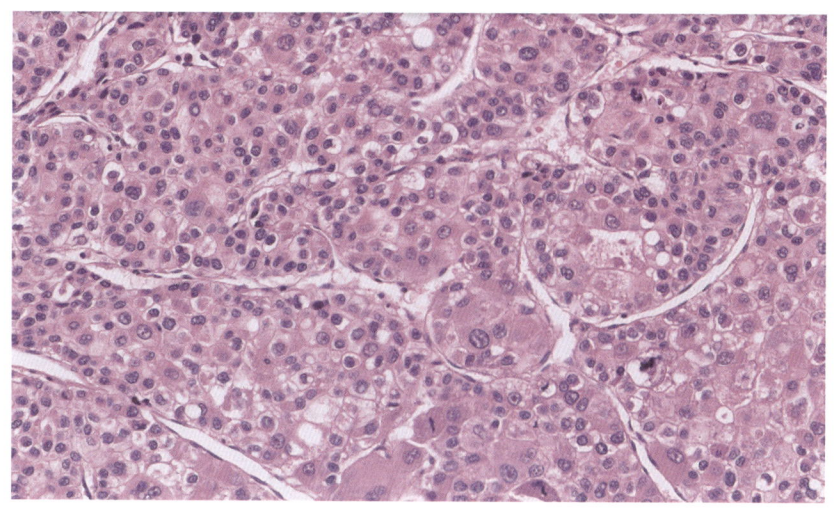

간내 담관암의 특징

간에서 생성된 담즙이 십이지장으로 운반되는 통로인 담관에서 발생하는 암을 간내 담관암이라고 합니다. 이는 간에서 발생하는 원발성 암 중 두 번째로 흔하며, 전체 간암의 약 5~10%를 차지합니다.

담관암의 주요 위험 요인은 만성 담즙 정체 및 염증입니다. 대표적으로 일차성 경화성 담관염(PSC), 선천성 담도 기형(담도낭, 칼로리병), 간흡충 감염, 간내 담즙 결석 등이 있으며, 만성 염증이 지속되면서 유전자 변이와 발암 과정이 촉진됩니다. 관여하는 주요 유전자로는 KRAS, TP53, IDH1/2, ARID1A, BAP1, BRAF, EGFR 등이 있습니다.

육안상 종괴형성형, 담도주위 침윤형 그리고 담도내 성장형으로

구분하며, 빈도는 종괴형성형이 가장 높고 담도내 성장형이 가장 낮습니다. 이러한 형태가 서로 섞여있는 경우도 흔합니다. 담도 내 성장형이 예후가 가장 좋은 것으로 알려져 있습니다.

대부분의 담관암은 선암(adenocarcinoma)이며, 암세포가 선 구조(glandular structure)를 형성하고 점액(mucin)을 분비하는 경우가 많습니다. 드물게 편평상피세포암이 동반되기도 합니다. 또한, 암세포 주변에는 섬유화 조직이 풍부하게 형성됩니다.

면역조직화학염색에서는 CK7, CK19, CA19-9 등이 주요 표지자로 사용되며, 점액을 분비하는 암세포의 존재는 담관암을 강하게 시사합니다.

섬유화 기질 조직 바탕에 불규칙적인 선구조를 가지는 간내 담도암의 대표적인 사진

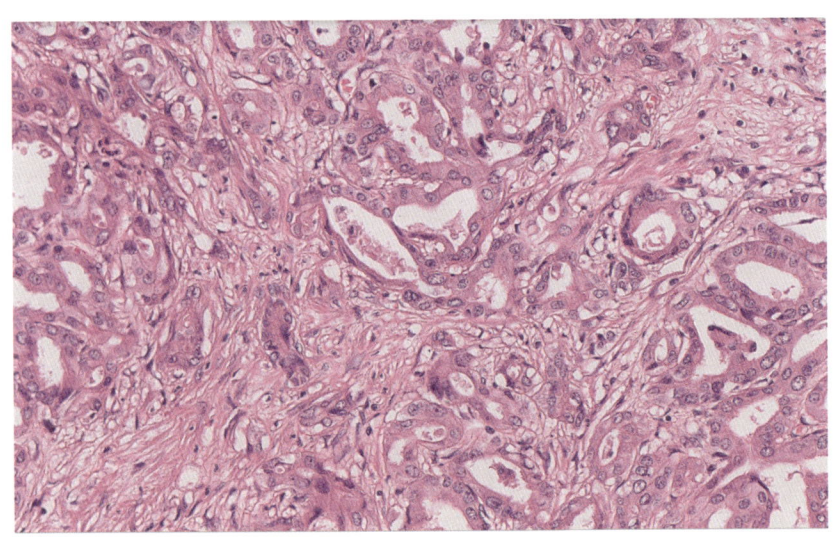

병합형 간세포암-담관암(cHCC-ICC)

간세포암과 담관암의 특징을 동시에 지닌 병합형 간세포암-담관암(combined hepatocellular-cholangiocarcinoma)도 존재합니다. 이는 간세포와 담관세포의 성질을 모두 지닌 종양으로, 두 암의 조직학적 특징과 분자생물학적 변이를 함께 나타낼 수 있습니다.

병합형 간세포암-담관암은 진단과 치료가 더욱 어렵고, 일반적인 간세포암종이나 담관암보다 예후가 불확실한 암으로 알려져 있습니다. 따라서 면역조직화학검사와 영상검사를 통해 정확한 감별진단이 필수적이며, 개별 환자의 상태에 맞는 치료 전략이 필요합니다.

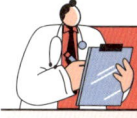

환문명답

- 간세포암종과 간내 담관암은 조직학적 특성이 다르며, 치료 방법과 예후에도 차이가 있습니다.
- 간세포암종은 AFP, GPC3, HepPar-1 등의 면역조직 표지자로 진단하며, 담관암은 CK7, CK19, CA19-9 등의 표지자로 감별됩니다.
- 간세포암종은 단일 종양 또는 다발성 결절 형태를 보이며, 담관암은 섬유화가 동반된 단단한 결절 형태를 나타냅니다.
- 병합형 간세포암-담관암(cHCC-ICC)은 간세포암종과 담관암의 특징을 함께 가지며, 감별진단이 어렵고 치료 반응이 다를 수 있습니다.

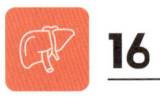

간암을 조기에 발견하려면 어떻게 해야 하나요?

간암(간세포암종)은 특히 발생 위험도가 높은 환자군에서 흔히 발생하는 질병입니다. 따라서 간암을 조기에 발견하기 위해서는 고위험군 환자가 정기적으로 긴깅검진을 시행하고, 위험 요인을 철저히 관리하는 것이 중요합니다.

간암 조기 발견을 위한 정기 검진

대한간암학회 진료 가이드라인에서는 간암 조기 검진을 위해 두 가지 검사 방법을 권장합니다. 이는 복부 초음파검사와 혈청 알파태아단백(*α*-fetoprotein, AFP) 검사입니다.

또한 간암 감시검사의 시행 주기는 간암의 크기가 증가하는 속도, 초기 간암 발견, 비용 대비 효과, 생존율 증가 등, 여러 요소를 감안하여 6개월 마다 받는 것을 권고합니다. 이 두 가지 검사는 국가 암 검진 프로그램에 포함되어 있어, 간암 발생 고위험군으로 분류된 대상자는 국가 암 검진을 시행하는 의원, 병원 또는 건강검진센터에서 검사를 받을 수 있습니다.

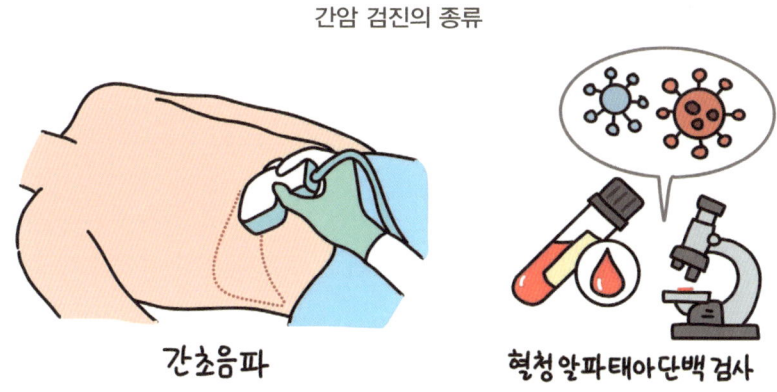

간암 검진의 종류

간암 발생 위험 요인의 관리

간암을 조기에 발견하는 또 다른 중요한 방법은 간암 발생 위험 요인을 철저히 관리하는 것입니다. 대표적인 간암 발생 위험 요인은 다음과 같습니다.

- **간경변증**: 간암 환자의 약 80%는 간경변증을 동반하고 있으며, 간경변이 있는 경우 원인과 관계없이 간암 발생 고위험군으로 분류됩니다.
- **만성 B형·C형간염**: 우리나라를 비롯한 동아시아에서는 만성 B형

간염이, 일본이나 미국 등 서구에서는 만성 C형간염이 간암의 흔한 원인으로 알려져 있습니다. 해당 환자에서는 정기 검진 뿐만 아니라 적절한 항바이러스 치료를 통해 간암 발생 위험을 줄이는 것이 매우 중요합니다.

- **기타 위험 요인:** 나이, 남성, 과음, 당뇨병, 간암 가족력, 진행된 간 섬유화 등이 간암의 위험요인으로 알려져 있습니다.

바이러스 간염 외에도 알코올 연관 간질환, 대사이상 지방간질환, 자가면역간염 등과 같은 만성 간질환도 간암의 위험을 증가시킬 수 있습니다. 이러한 질환을 가진 환자에서 간경변증이 불분명한 경우 간암 감시검사 대상자에는 포함되지 않지만, 정기적인 간 검진과 간질환 전문가의 진료를 받는 것이 권고됩니다.

정기적으로 간암 검진을 받았는데도 진행된 간암이 발생하는 이유는 무엇인가요?

정기적으로 간암 검진을 받았음에도 불구하고 진행된 간암이 발생할 수 있는 이유는 크게 두 가지입니다.

첫째, 일부 간암은 증상이 없는 상태에서 매우 빠르게 진행될 수 있습니다. 초기 간암과 달리, 빠르게 성장하는 간암의 경우 6개월 단위의 검진 주기 내에서도 크기가 급격히 증가할 수 있습니다.

둘째, 간암 검진 방법의 한계로 인해 간암이 조기에 발견되지 못할 수 있습니다. 복부 초음파검사는 검사자의 숙련도에 따라 정확도가 달라질 수 있으며, 지방간이나 간경변증이 심한 경우 작은 간암이 발견되지 않을 가능성이 있습니다. 또한, AFP 수치 검사는 일부 간암에서는 상승하지 않을 수 있어 혈액검사만으로 간암을 진단하기 어려운 경우도 있습니다.

이러한 한계를 극복하기 위해 복부 CT(전산화단층촬영) 또는 MRI(자기공명영상) 검사를 활용한 감시검사를 고려할 수 있습니다. 특히, 간암 발생 위험이 높은 환자라면 CT나 MRI 검사를 추가적으로 시행하는 것이 조기 발견에 도움이 될 수 있으며, 간질환 전문가와 상담하여 최적의 검진 방법을 결정하는 것이 중요합니다.

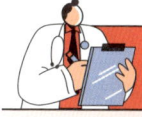

환문명답

- 간암 조기 발견을 위해서는 고위험군 환자가 정기적인 건강검진을 받는 것이 필수적입니다.
- 간암 검진은 복부 초음파검사와 혈액 내 AFP 검사를 기본으로 하며, 6개월마다 시행하는 것이 권고됩니다.
- 간암 검진을 정기적으로 받아도 일부 간암은 빠르게 진행되거나, 검진 방법의 한계로 인해 조기에 발견되지 못할 수 있습니다.
- 간암 검진의 한계를 보완하기 위해 CT 또는 MRI 검사를 추가적으로 고려할 수 있으며, 간질환 전문가와 상담하는 것이 중요합니다.

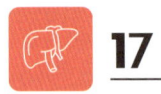

간암 진단을 받았는데 국가 간암 검진을 계속 받아야 하나요?

간암을 조기에 발견하기 위해 국내에서는 6개월 간격의 국가 간암 검진을 실시하고 있습니다. 하지만 간암으로 진단된 후에도 국가 간암 검진을 계속 받아야 하는지 궁금해하는 환자들이 많습니다.

간암 치료 중 시행하는 검사와 국가 검진의 차이

간암을 진단받고 치료를 진행하는 환자는 담당 의사가 환자의 상태에 따라 평균 2~6개월 주기로 영상검사와 혈액검사를 시행합니다. 이를 통해 간암의 진행 여부를 확인하고, 치료 효과를 평가하게 됩니다.

국가 간암 검진은 초음파검사와 혈청 알파태아단백(AFP) 검사로 이루어져 있으며, 이는 간암 감시검사로서의 역할을 합니다. 반면,

치료 후 담당 의사가 시행하는 검사는 보다 정밀한 검사로, 간암 검진보다 정확도가 높다고 볼 수 있습니다.

따라서, 간암 치료 중이거나 치료 후 담당 의사의 정기적인 진료를 받고 있는 경우, 별도로 국가 간암 검진을 받을 필요가 없습니다.

완치 후 국가 간암 검진의 재개 시점

간암 치료를 마치고 완치 판정을 받은 후에도 일정 기간 동안 정기적인 검사가 필요합니다. 일반적으로 완치 판정을 받은 후 5년이 지나면 다시 국가 간암 검진을 받을 수 있습니다.

따라서, 간암 진단 후에는 담당 의사의 지시에 따라 정밀 검사를 시행하며, 치료 종료 후 5년이 경과한 시점부터 다시 국가 간암 검진을 받는 것이 적절합니다.

간암 치료 및 검진 과정

단계	검진 방법 및 주기	주요 검사 내용
국가 간암 검진	6개월마다 정기 검진	초음파 + AFP 검사
간암 치료 후 검사	주치의의 지시에 따라 2~6개월마다 시행	CT/MRI + 혈액검사
완치 후 5년 경과	다시 국가 간암 검진 시작	초음파 + AFP 검사

간암 진단 전	간암 진단 후	간암 완치 후
6개월 마다 국가검진 받기 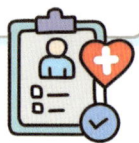	담당 선생님의 안내에 따라 치료와 검사 받기 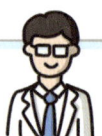	6개월 마다 국가검진 혹은 담당 선생님의 안내에 따라 치료와 검사 받기 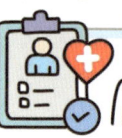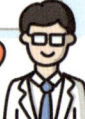

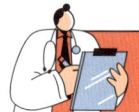 ## 환문명답

- 간암 진단을 받은 후에는 담당 의사의 정기적인 검사(2~6개월 주기)를 받기 때문에 국가 간암 검진을 따로 받을 필요가 없습니다.
- 국가 간암 검진은 감시검사 역할을 하며, 치료 후 시행하는 영상 검사는 보다 정밀한 검진 방법입니다.
- 간암 치료를 완료한 후 완치 판정을 받은 지 5년이 지나면 다시 국가 간암 검진을 받을 수 있습니다.

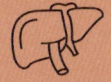
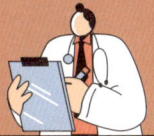

4
간암의 치료

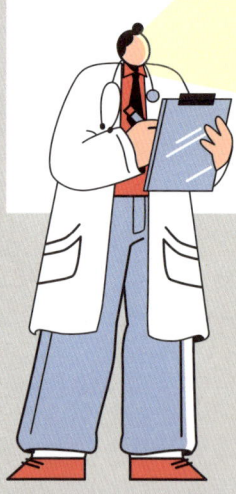

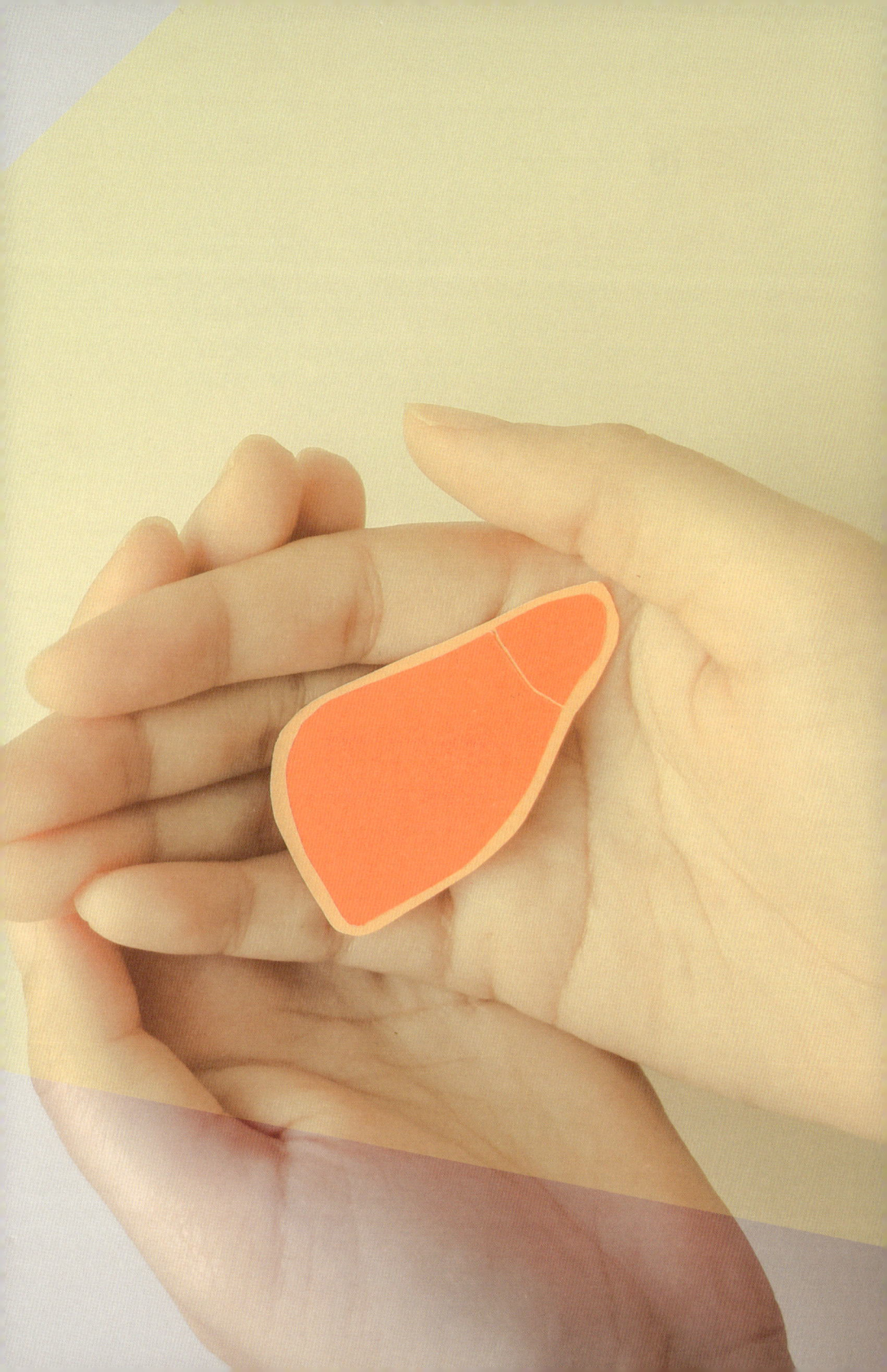

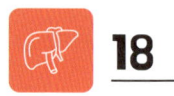

18

간암은 어떻게 치료하나요?

간암의 치료법은 치료 목적과 방법에 따라 크게 근치적 치료(완치를 목표로 하는 치료)와 비근치적 치료(증상 완화 및 생명 연장을 위한 치료)로 구분됩니다. 또한, 치료 방식에 따라 수술적 치료와 비수술적 치료로 나눌 수 있습니다.

간암 치료 방법 분류

분류	근치적	비근치적
수술적 치료	- 간절제 - 간이식	통상적으로 비근치적 목적으로 수술적 치료를 시행하지 않음
비수술적 치료	- 고주파 열치료술	- 경동맥화학색전술 - 경동맥방사선색전술 - 전신 항암 치료 - 방사선치료

수술적 치료

1. 간절제

간절제는 암이 발생한 부위를 직접 제거하는 치료법으로, 단일 종양이 존재하는 경우 가장 효과적인 방법입니다.

- 암의 크기가 작고, 간 기능이 양호한 환자라면 5년 생존율이 70%에 이를 정도로 효과적입니다.
- 하지만 간암 환자의 상당수가 간경변증을 동반하여 간 기능이 저하된 상태이기 때문에, 실제로는 전체 환자의 10~20%만이 간절제를 받을 수 있습니다.
- 간절제는 개복 방식과 복강경 방식으로 나뉘며, 최근에는 복강경 수술이 증가하는 추세입니다. 복강경 수술은 복부에 큰 상처를 남기지 않아 회복이 빠르고, 일상생활 복귀가 용이한 장점이 있습니다.

2. 간이식

간이식은 간암을 제거하면서 동시에 간 기능도 정상화할 수 있는 이상적인 치료법입니다.

- 단일 종양이 5cm 이하이거나, 3개 이하의 종양(각각 3cm 이하)인 경우 시행할 수 있습니다.
- 이러한 기준을 충족할 경우 5년 생존율은 70%, 재발률은 15% 이

하로 보고되며, 매우 우수한 치료 성과를 보입니다.
- 우리나라에서는 뇌사자 부족으로 인해 대부분 생체 간이식이 이루어지고 있으나, 관련 법률 개정으로 향후 뇌사자 간이식이 증가할 것으로 기대됩니다.

비수술적 치료

1. 고주파열치료술(Radiofrequency ablation, RFA)

고주파열치료술은 전극을 이용해 열을 가해 종양을 괴사시키는 방법으로, 특히 3cm 미만의 소형 간암에서 효과적입니다.

- 생존율이 수술적 절제에 준할 정도로 우수한 치료법으로 평가됩니다.
- 초음파 유도하에 고주파 전극이 부착된 바늘을 삽입하여 10~40분간 종양을 태워 제거하는 방식으로 진행됩니다.
- 대부분 시술 후 1~3일 내 퇴원이 가능하여, 입원 부담이 적습니다.

2. 경동맥화학색전술(Transarterial chemoembolization, TACE)

경동맥화학색전술은 간동맥을 막아 암을 치료하는 방법으로, 색전물질과 항암제를 동시에 주입하는 치료법입니다.

- 간암세포는 주로 간동맥을 통해 혈액을 공급받으므로, 간동맥을 차단하면 암세포를 효과적으로 괴사시킬 수 있습니다.

- 시술 후 2~3일 내 회복이 가능하며, 반복 치료가 가능하고 치료 대상의 제한이 적다는 장점이 있습니다.

3. 경동맥방사선색전술(Transarterial radioembolization, TARE)

경동맥방사선색전술은 이트리움-90이라는 방사선 물질을 함유한 미세 구슬을 이용해 색전술을 시행하는 방법입니다.

- 방사선으로 인한 주변 조직 손상을 최소화하면서도 암 조직에는 높은 용량의 방사선을 조사할 수 있어, 효과적인 치료법으로 평가됩니다.
- 색전후증후군과 같은 부작용이 비교적 적게 발생하는 장점이 있습니다.

진행성 간암의 전신치료

최근 간암 치료에서 면역항암제가 중요한 치료 옵션으로 자리 잡고 있습니다.

- 현재 가장 우선적으로 고려되는 치료법은 아테졸리주맙과 베바시주맙(면역항암제와 혈관생성억제제) 또는 더발루맙과 트레멜리무맙(두 가지의 면역항암제) 병용요법입니다.
- 최근 연구에서는 니볼루맙과 이필리무맙 병용요법이 효과적인 1차 치료로 보고되었습니다.

- 면역항암제 치료가 어려운 경우에는 표적항암제(소라페닙, 렌바티닙)를 고려할 수 있습니다.
- 새로운 치료법들이 도입되면서 진행성 간암 환자의 생존율과 치료 성적이 꾸준히 향상되고 있습니다.

방사선치료

최근 방사선치료 기법의 발달로 인해, 정확하고 정밀한 치료가 가능해졌습니다. 다음과 같은 경우에 효과적으로 적용할 수 있습니다.

- 주요 혈관을 침범한 경우
- 다른 치료 후 재발한 경우
- 전이성 병변이 있는 경우
- 위치 상 국소치료가 어려운 경우

현대적인 방사선치료는 정상 조직을 보존하면서 암 조직에만 선택적으로 고선량의 방사선을 조사할 수 있어, 부작용을 최소화하면서 치료 효과를 극대화하는 것이 특징입니다.

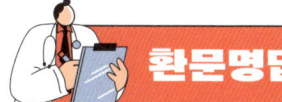

환문명답

- 간암 치료는 환자의 간질환 정도와 암의 진행 상태를 모두 고려해야 하므로, 전문 의료진과 충분히 상의하는 것이 중요합니다.
- 간 기능이 양호한 초기 간암 환자에게는 간절제가 권장되며, 간 기능이 저하되었지만 암이 크게 진행되지 않았다면 간이식이 적합한 치료법이 될 수 있습니다.
- 간 기능이 저하되지 않은 경우에는 암의 진행 정도에 따라 다양한 비수술적 치료법(고주파열치료술, 색전술 등)을 고려할 수 있습니다.
- 진행성 간암에서는 면역항암제와 표적항암제 치료가 주된 치료법으로 자리 잡고 있으며, 방사선치료는 특정 상황에서 효과적으로 활용될 수 있습니다.

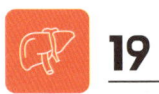

19

수술을 권유받았는데, 꼭 수술을 해야 하나요?

간암 환자들은 수술을 권유 받았을 때 막연한 두려움을 느끼는 경우가 많습니다. 마취와 수술 후 합병증에 대한 걱정이 크고, 수술이 정말 최선의 치료인지에 대한 고민도 하게 됩니다. 따라서 간절제술을 권유 받으면, 다른 치료 방법이 가능한지 궁금해하고, 되도록이면 비침습적이고 통증이 적은 치료법을 선호하는 경향이 있습니다. 그러나 간절제를 권유 받았다는 것은 환자의 간 상태가 비교적 양호하여 수술이 가능하다는 뜻이기도 합니다. 사실 대부분의 간암 환자들은 B형·C형간염, 알코올 연관 간질환, 지방간 질환 등의 기저질환으로 인해 간 기능이 떨어져 있어 간절제가 어려운 경우가 많기 때문입니다.

간절제가 가능한 경우

간절제를 시행할 수 있는지 여부는 간질환의 정도, 문맥고혈압, 환자의 전신 상태, 고혈압, 당뇨병, 심혈관 질환, 뇌혈관 질환 등의 동반 질환, 간암의 상태, 절제 간의 크기, 간절제 후의 잔여 간 크기 및 간 기능 등 다양한 요인을 종합적으로 고려하여 결정됩니다. 간절제를 권유 받았다면, 이는 의료진이 여러 치료 방법과 비교했을 때 해당 환자에게 가장 효과적이라고 판단했기 때문입니다. 간절제는 간암 조직을 완전히 제거할 수 있기 때문에, 간암세포가 남아 있을 가능성이 가장 적고, 치료 효과 면에서도 우수한 결과를 기대할 수 있습니다.

간절제 방법

간절제는 크게 개복 간절제술과 최소 침습 간절제술로 나뉩니다. 개복 간절제술은 가장 기본적인 치료 방법으로, 직접 개복하여 간의 일부를 절제하는 방식입니다. 최근에는 복강경이나 로봇 시스템을 이용한 최소 침습 간절제술이 활발히 시행되고 있습니다. 최소 침습 간절제술은 개복 간절제술과 비교했을 때 암의 재발률 차이는 크지 않으면서도, 통증이 적고 회복이 빨라 입원 기간이 단축되는 장점이 있습니다. 특히 고령 환자에게는 수술 후 폐 합병증을 줄이는 데에도 도움이 될 수 있습니다. 하지만 간암의 크기, 위치, 기존 치료 병력 등을 고려하여 개복 수술 또는 최소 침습 수술 방법을 선택해야 합니다.

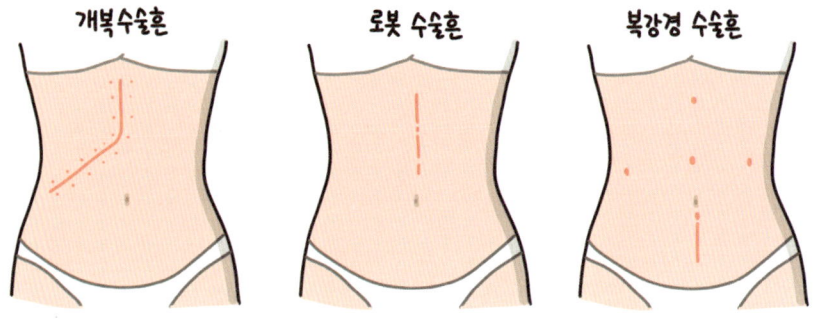

간암 수술로 절제된 간은 다시 원래 크기로 커지나요?

간은 재생 능력이 뛰어난 장기로, 절제된 후에도 남아 있는 간이 자라면서 기능을 보완할 수 있습니다. 일반적으로 간의 70%까지 절제하더라도 남은 간 조직이 확장하고 세포 분열을 통해 일정 부분 회복됩니다. 그러나 간 재생 속도와 범위는 환자의 나이, 간질환의 유무, 전반적인 건강 상태에 따라 차이가 날 수 있습니다. 간경변증이 심한 경우 재생이 원활하지 않을 수 있으므로, 간절제 후 회복 과정에서 정기적인 모니터링이 필요합니다.

수술 후 회복

간절제 후 대부분의 환자들은 잘 회복하지만, 고령이거나 동반 질환이 심한 경우 또는 기저 간질환이 심한 경우에는 복수, 흉수, 폐렴 등의 합병증이 발생할 가능성이 있습니다. 수술 후 합병증이 발생하면 입원 기간이 길어질 수 있습니다. 수술 후 합병증 발생이 예상되는 환자에게 간절제가 권유되었다면 의료진들이 환자의 상태를 종합적으로 고려해서 최선의 치료 방법으로 수술적 절제를 결정했을 가능성이 높습니다.

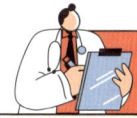 **환문명답**

- 간절제를 권유받았다면, 이는 다른 치료 방법보다 효과적일 가능성이 높기 때문입니다.
- 간절제는 간암 조직을 완전히 제거할 수 있어 재발 위험이 낮습니다.
- 최소 침습 간절제는 회복이 빠르고 입원 기간이 단축되는 장점이 있습니다.
- 고령 환자나 동반 질환이 있는 경우, 합병증 발생 가능성이 고려되어야 합니다.

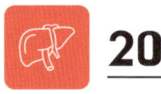 **20**

간암 크기가 작아서 수술도 가능하고 고주파열치료술도 가능하다는데 어떤 치료가 좋을까요?

간암의 크기가 작아서 수술과 고주파열치료술이 모두 가능할 경우, 어떤 치료가 더 적절한지 고민하는 환자들이 많습니다. 2022년에 개정된 대한간암학회-국립암센터 간세포암종 진료 가이드라인을 포함하여 국제적으로 통용되는 간세포암종 진료 가이드라인에서는 간절제와 국소치료술이 환자의 전신 수행 상태가 양호하고, 간외전이와 혈관침범이 없는 조기 간세포암종에서 근치적 치료법으로 우선 권고됩니다.

간절제가 적합한 경우

간절제는 간경변증이 없고 간에 국한된 단일 간세포암종 환자에서 일차 치료법으로 권장됩니다. 또한 간경변증이 있는 경우에도 절제 후 잔존 간 기능이 충분히 유지될 수 있다면 고려할 수 있습니다. 최근에는 수술 전 검사 및 수술 기법의 발전, 수술 후 환자 관리 경험이 축적되면서 간절제의 성적이 크게 향상되었습니다. 간경변증이 동반된 환자에서 간절제의 범위는 수술 후 간 기능 부전의 중요한 예측 인자가 되므로, 경도의 문맥압 항진증이 있는 환자의 경우 대량 간절제보다는 제한적 간절제를 시행하는 것이 바람직합니다.

고주파열치료술이 적합한 경우

고주파열치료술은 수술과 비교하여 시술이 간편하고 주변 간 조직 손상을 최소화하면서 종양을 괴사시킬 수 있는 장점이 있어 비수술적 치료법으로 널리 사용되고 있습니다. 고주파열치료술은 종양 내에 삽입한 전극을 통해 고주파 교류 전류를 발생시켜 조직 내 분자 간 마찰을 유도하고, 이를 통해 종양과 주변 조직을 가열하여

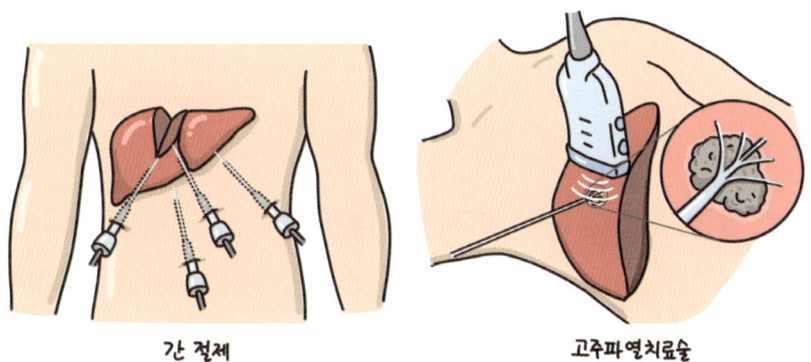

간 절제   고주파열치료술

괴사시키는 원리로 작용합니다. 이 치료법이 가장 효과적인 환자는 Child-Pugh 등급 A의 양호한 간 기능을 가진 환자로, 직경 2cm 이하의 단일 결절이면서 종양의 위치가 치료에 적합한 경우 간절제와 유사한 치료 결과를 보입니다. 최대 3개의 종양까지 적용 가능하며, 개별 병변의 크기가 3cm 미만일 때 주로 사용됩니다.

치료법 선택 시 고려해야 할 요소

간절제에 적합한 환자라 하더라도 심폐 기능이 저하되어 수술후 합병증 발생 가능성이 높은 환자는 간절제를 시행하지 않는 것이 좋습니다. 고주파열치료술 시행 여부는 간세포암종의 크기, 개수, 병기 외에도 종양의 위치, 주변 장기와의 관계, 혈관 및 담도와의 인접성, 치료 후 예후를 시사하는 영상 소견 등을 종합적으로 고려하여 결정해야 합니다. 일반적으로 간의 피막, 간내 혈관 또는 중심 담관에서 멀리 떨어져 있는 경우 가장 좋은 치료 결과를 기대할 수 있습니다. 반면, 치료 기구를 삽입할 안전한 경로가 확보되지 않거나, 인공 복수·흉수 등의 조치에도 불구하고 인접한 장기에 돌이킬 수 없는 손상이 예상되는 경우에는 고주파열치료술이 적합하지 않습니다.

다학제 협의를 통한 최적의 치료 결정

밀란 척도 기준을 충족하는 조기 간세포암종 환자의 경우, 고주파열치료술은 간절제와 비슷한 생존율을 보이면서도 국소재발률은 다소 높은 반면 합병증 발생률은 낮은 것으로 보고되고 있습니다. 따라서 환자의 개별 특성을 신중히 고려하여 최적의 치료법을 결정하는 것이 중요합니다. 또한, 간절제와 고주파열치료술뿐만 아니라 간이식, 기타 국소치료, 경동맥화학색전술, 체외 방사선치료 등의 다양한 치료 옵션이 존재하므로, 관련 전문가들과 협의하여 개별 환자에게 가장 적절한 치료 계획을 수립하는 것이 효과적입니다.

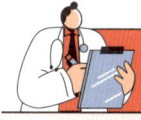 **환문명답**

- 간세포암종의 크기가 작을 경우 간절제와 고주파열치료술 모두 고려할 수 있습니다.
- 간절제는 잔존 간 기능이 충분한 경우 일차 치료법으로 권장됩니다.
- 고주파열치료술은 간 기능이 양호하고 종양 크기가 3cm 미만인 경우 좋은 치료 효과를 보입니다.
- 종양의 위치와 주변 장기와의 관계를 고려하여 치료법을 결정해야 합니다.
- 환자의 개별적 상태에 맞는 최적의 치료를 위해 다학제 협의가 필요합니다.

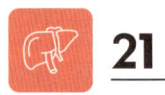

21

경피적 에탄올주입술, 냉동소작술은 어떤 치료인가요?

간암을 "경피적"으로 치료한다는 것은 시술자가 초음파나 CT영상을 보면서 1~2mm 직경의 가는 바늘을 피부에서부터 찔러 넣어 간에 있는 종양에 위치시키고, 바늘 끝에서 온도를 올려 종양을 태우거나, 온도를 낮춰서 얼리거나, 에탄올을 주입해서 굳히는 것을 의미합니다. 대개 전신마취가 아닌, 수면내시경을 할 때와 비슷한 수면마취 상태에서 진행되며, 시술 후에는 피부에 바늘로 찔렀던 작은 상처만 남지만, 수술로 종양을 도려낸 것과 비슷한 치료 효과를 보입니다.

경피적 에탄올주입술

경피적 에탄올주입술은 종양 내에 위치시킨 바늘 끝에 있는 구멍을 통해 에탄올을 주입하여 종양을 괴사시키는 방법입니다. 술기가 비교적 간단하고 합병증이 매우 드물어 혈관에 인접한 종양을 치료할 때 유리한 방법으로 활용됩니다. 고온 또는 저온을 이용하는 경우 혈류의 영향으로 인해 혈관과 가까운 부위가 완전히 치료되지 않을 수 있지만, 에탄올주입술은 온도와 관계없이 효과를 발휘할 수 있어 이러한 단점을 보완할 수 있습니다. 그러나, 시술을 여러 번 반복해야 하고 종양의 크기에 비례하여 에탄올 주입량을 늘려야 하기 때문에, 대부분 고주파열치료술 등으로 대체되는 추세입니다.

경피적 냉동소작술

경피적 냉동소작술은 종양 내에 삽입한 바늘 끝에서 얼음을 형성하여 종양을 얼린 후 녹이는 과정을 반복함으로써 종양 세포를 괴사시키는 치료법입니다. 이 방법은 전립선이나 신장 종양에서 많이 사용되었으나, 최근 간암 치료에서도 적용 사례가 늘어나고 있습니다. 냉동소작술의 주요 장점은 간의 중요한 구조물, 특히 담도에 근접한 종양을 치료할 때 열 손상을 줄일 수 있다는 점입니다. 또한, 간 피막 바로 아래에 위치한 종양의 경우, 고주파열치료술 시 발생할 수 있는 종양 내 압력 증가로 인한 간 피막 파열 위험을 낮출 수 있습니다. 이와 함께 시술 시 통증이 적다는 점도 중요한 장점으로 꼽힙니다.

그러나, 냉동소작술은 고주파열치료술에 비해 시술 시간이 2~3배 더 길고, 시술 부위 출혈이 상대적으로 더 흔하게 발생할 수 있으며, 드물게 쇼크 반응이 발생할 가능성이 있습니다. 하지만, 간암 치료 성적은 고주파열치료술과 비슷한 것으로 보고되고 있습니다.

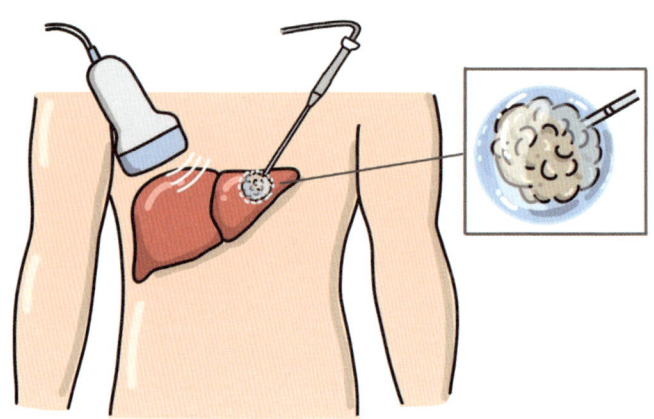

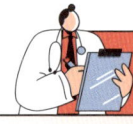 **환문명답**

- 경피적 간암 치료는 가는 바늘을 이용하여 종양을 태우거나, 얼리거나, 굳히는 방식으로 진행됩니다.
- 경피적 에탄올주입술은 에탄올을 주입하여 종양을 괴사시키는 치료법으로, 혈관 인접 종양 치료에 유리합니다.
- 경피적 냉동소작술은 종양을 얼려 괴사시키는 방식으로, 간 피막 아래나 담도 근처의 종양 치료에 효과적입니다.
- 시술자는 간암의 크기, 위치, 간 기능 등을 고려하여 최적의 경피적 치료 방법을 선택합니다.

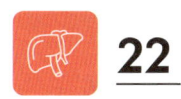 **22**

어떤 경우에 경동맥화학색전술을 받게 되나요?

경동맥화학색전술은 이름 그대로 "경(輕)동맥", 즉 허벅지에 있는 동맥을 통해 혈관 안으로 부드러운 도관을 넣어 간암을 먹여 살리는 동맥(영양동맥)을 찾아서, "화학", 즉 항암제를 그 동맥을 통해 간암 안에 가득 채워 넣어준 후, "색전술", 즉 그 영양동맥을 막아주는 시술로 결국 간암을 약(항암제)으로도 죽이고, 굶겨서도 죽이는 치료법입니다. 경동맥화학색전술은 암을 먹여 살리는 혈관이 결국 항암제가 들어가는 통로가 되기 때문에 영양혈관만 잘 발달되어 있다면 치료를 용이하게 시도해 볼 수 있다는 장점을 가지고 있습니다.

경동맥화학색전술이 주로 시행되는 경우

이런 시술의 특성을 근거로 경동맥화학색전술은, 간암의 완치를 목적으로 하는 치료법인 수술, 간이식, 국소 소작술(고주파열치료술, 냉동치료술 등)을 하기 힘든 경우 시행할 수 있습니다. 완치적 치료법을 시도하기 힘든 경우는 크게 종양 조건과 환자 조건으로 나누어 생각해 볼 수 있습니다. 종양 조건은 간암의 크기와 개수, 위치가 완치적 치료를 시도할 수 있는 범위를 벗어나는 경우를 말합니다. 환자 조건은 간암의 크기와 개수, 위치가 완치적 치료가 가능한 상황이라도 환자의 간 기능이 좋지 않아 완치적 치료를 할 수 없는 경우를 말합니다.

경동맥화학색전술이 적용되기 어려운 경우

이렇듯 경동맥화학색전술은 완치적 치료가 힘든 다양한 임상 상황에서 적용할 수 있어 실제 간암에 대한 치료법 중 국내에서 가장 빈번히 시행되고 있지만, 그렇다고 해서 모든 상황에서 적용할 수 있는 것은 아닙니다. 간암이 간의 양측에 무수히 많은 개수로 퍼져 있거나, 침윤 형태의 암이라 영양혈관을 잘 발달시키지 않는 경우, 주요 혈관을 침범한 경우, 간외 전이가 다발성으로 동반된 경우는 경동맥화학색전술의 항암 효과가 현저히 떨어지는 것으로 되어 있습니다. 이 중 주요 혈관 침범이 있을 때는 색전술과 방사선치료의 병용요법을 시행하는 경우가 있지만 대부분 전신 항암요법을 선택하게 됩니다.

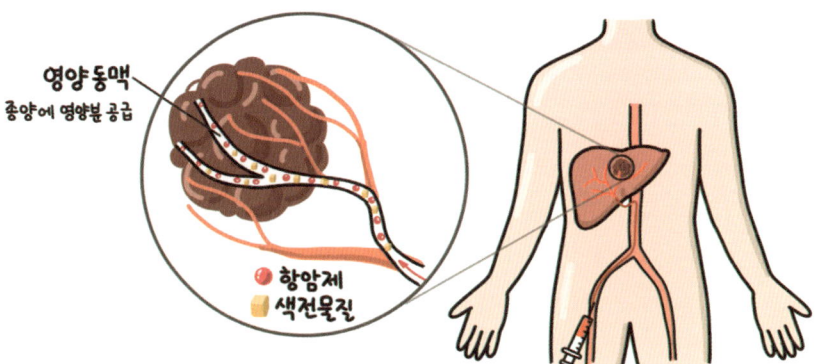

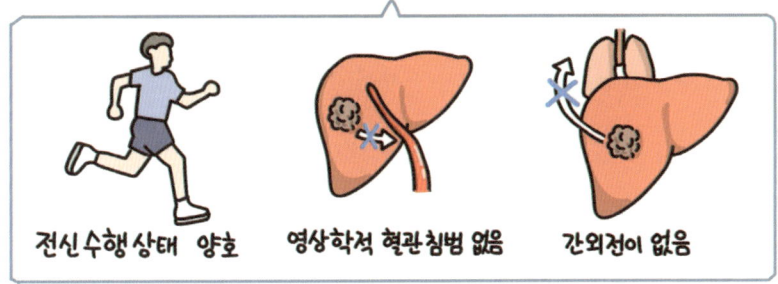

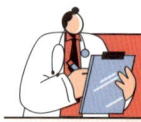 **환문명답**

- 경동맥화학색전술은 완치적 치료가 어려운 경우 시행될 수 있습니다.
- 간암의 크기, 개수, 위치, 환자의 잔존 간 기능 등이 치료 결정에 중요한 요소입니다.
- 간암이 간의 양측에 퍼져 있거나, 주요 혈관을 침범한 경우 치료 효과가 낮을 수 있습니다.
- 주요 혈관 침범이 있을 경우 색전술과 방사선치료의 병용요법이 고려될 수 있습니다.
- 치료 선택은 의료진과 충분한 상담 후 개별적인 상황을 고려하여 결정해야 합니다.

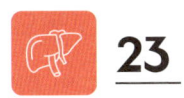 **23**

경동맥화학색전술, 약물방출미세구색전술의 차이는 무엇인가요?

두 치료 방법의 원리를 알아보는 것이 차이점을 이해하는 데 도움이 될 것입니다. 인터벤션 영상의학과 의사는 허벅지(혹은 손목) 동맥을 천자한 후 미세도관을 삽입하여 간암을 먹여 살리는 간동맥(영양동맥)을 선택하여 치료하는, 이른바 동맥을 경유하는(경동맥) 치료를 주로 담당하고 있습니다. 암세포를 사멸하기 위해 미세도관을 통해 항암제 혹은 방사성 동위원소를 주입하게 됩니다.

항암제 전달 방식의 차이

경동맥화학색전술과 약물방출미세구색전술, 두 치료 방법 모두 항암제(예: 이다루비신, 아드리아마이신, 시스플라틴 등)를 사용합니다. 흔히 시행되는 전신 항암요법은 정맥을 통해 항암제를 주입하여 온몸으로 퍼지게 하지만, 색전술을 통한 간암 치료는 간동맥(영양동맥)으로 고농도의 항암제를 직접 주입하는 것이 차이점입니다. 그러나 고농도의 항암제를 단독으로 주입하면, 간모세혈관을 통해 항암제가 온몸으로 퍼지면서 암세포 사멸 효과가 감소하고 환자가 전신 부작용(오심, 구토, 통증 등)을 경험하게 됩니다. 이를 줄이기 위해 경동맥 치료에서는 항암제를 운반체에 담아서 주입합니다. 경동맥화학색전술에서는 요오드화 오일을, 약물방출미세구색전술에서는 작은 구슬(미세구)을 운반체로 사용합니다. 즉, 운반체의 종류에 따라 시술 종류가 결정되며, 각 운반체는 고유의 특성이 있어 환자의 개별 상황에 맞춰 선택적으로 사용됩니다.

요오드화 오일 vs. 미세구색전술

요오드화 오일(경동맥화학색전술)은 항암제의 최대 운반량이 미세구에 비해 적지만, 영양동맥 침투력이 뛰어납니다. 요오드화 오일은 단시

경동맥화학색전술과 약물방출미세구색전술의 비교

특성	경동맥화학색전술	약물방출미세구색전술
운반체	요오드화 오일	약물방출미세구
최대 항암제 운반능	낮음	높음
항암제 방출 특정	단시간, 급격히	장시간, 완만하게
색전후증후군	빈번	드묾
장기생존율	차이 없음	차이 없음
비용	낮음	높음

간(수십 분) 내에 항암제를 방출하기 때문에 일시적으로 전신 혈류 내 항암제 농도가 높아지지만, 미세구는 수일 동안 천천히 항암제를 방출하여 전신항암제 농도가 더 낮게 유지됩니다(알약 서방정과 유사한 개념). 또한, 요오드화 오일은 혈관을 막는 색전 능력이 약해 시술 중 추가 색전물질을 사용하는 경우가 많지만, 미세구는 색전 능력이 뛰어나 추가 색전물질 사용이 줄어드는 특징이 있습니다.

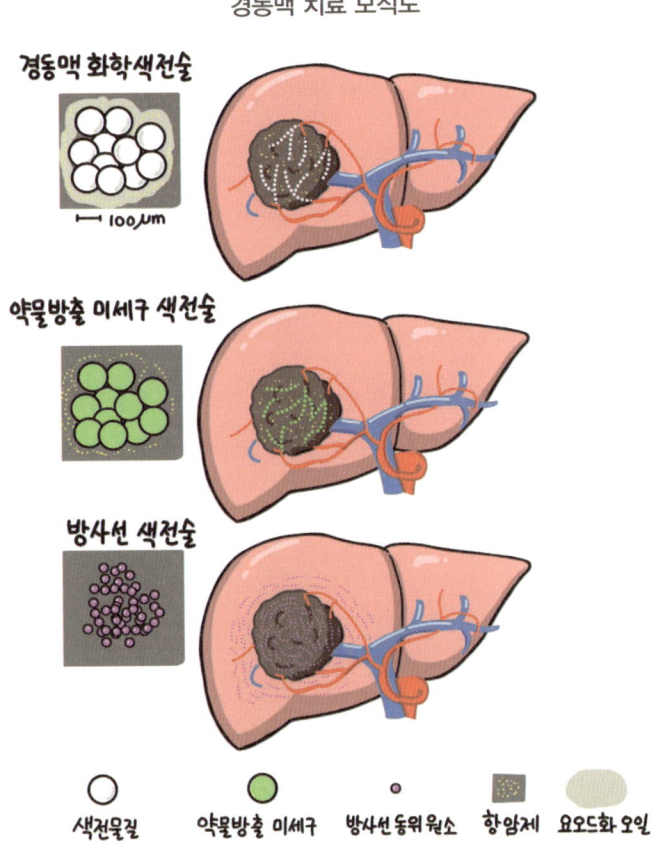

경동맥 치료 모식도

색전후증후군 차이

이러한 운반체의 특성에 따라 치료 중 또는 치료 후 환자가 느끼는 증상(색전후증후군: 오심, 구토, 통증)에도 차이가 있습니다. 경동맥화학색전술에 비해 약물방출미세구색전술은 전신으로 순환하는 항암제 농도를 낮출 수 있어 색전후증후군의 발생 빈도가 상대적으로 낮습니다. 반면, 여러 연구에서 운반체 고유 특성에 따른 종양세포 사멸 효과의 차이는 있지만, 장기 생존율에는 유의미한 차이가 없는 것으로 알려져 있습니다.

치료 선택의 기준

결론적으로, 간암의 특성(악성도, 크기, 위치, 혈관 발달 정도 등)뿐만 아니라 환자의 나이와 전신 수행 상태를 고려하여 시술 중 및 시술 후 환자의 편안함을 극대화할 수 있도록 경동맥화학색전술 또는 약물방출미세구색전술을 선택적으로 시행합니다.

환문명답

- 경동맥화학색전술과 약물방출미세구색전술 모두 항암제를 이용한 색전 치료법입니다.
- 요오드화 오일은 영양동맥 침투력이 높고 단시간 내 항암제를 방출하는 특징이 있습니다.
- 약물방출미세구색전술은 천천히 항암제를 방출하여 색전후증후군 발생 빈도를 줄일 수 있습니다.
- 미세구는 색전 능력이 뛰어나 추가 색전물질 사용을 줄일 수 있습니다.
- 두 치료법 모두 장기 생존율 차이는 크지 않으며, 환자 상태 및 종양의 특성에 맞춰 선택적으로 시행됩니다.

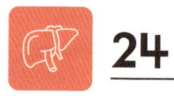

24
경동맥방사선색전술에 대해 알고 싶어요

경동맥방사선색전술(이하 방사선색전술)은 방사선이 나오는 미세구(작은 구슬)를 간동맥으로 주입하여 간암을 치료하는 방법입니다. 시술 방법은 화학색전술과 유사하며, 전신마취 없이 혈관 조영실에서 사타구니 부위를 국소마취한 후 시행됩니다. 간암 내부에 들어간 미세구에서 방출되는 방사선(베타선)을 이용하여 종양을 치료하며, 미세구 내부에는 방사성 동위원소인 이트리움-90이 탑재되어 있습니다.

화학색전술과의 비교

방사선색전술의 치료 효과는 화학색전술보다 강력하여, 종양 크기가 큰 경우에도 1회의 치료로 우수한 효과를 기대할 수 있습니다. 반면, 색전후증후군(색전술 후 발생하는 급성 합병증)이 적고, 입원 기간이 짧으며, 고령 환자에서도 비교적 안전하게 시행할 수 있습니다. 따라서, 종양 크기가 큰 환자에서 방사선색전술의 장점이 더욱 두드러집니다.

화학색전술과 방사선색전술의 비교

비교 항목	화학색전술	방사선색전술
치료제	항암제, 혈관 색전물질	방사선 방출 미세구
치료 기전	항암제의 세포독성 효과, 색전물질의 허혈 효과	방사선 효과
대상 질환	간암	간암, 담도암, 전이암
입원 기간	2~7일로 다양함	3일 이내
통증	종양의 크기에 비례	비교적 적음
색전후증후군	종양의 크기에 비례	비교적 적음
비용	급여	선별급여(50%)

방사선색전술의 사전 검사

방사선색전술에 사용되는 미세구의 크기는 매우 작아서 간동맥으로 주입될 경우 일부가 간을 통과하여 폐로 들어갈 수 있습니다. 폐에 많은 양의 미세구가 유입되면 방사선폐렴이 발생할 위험이 있으므로, 사전 검사를 시행하여 안전성을 평가해야 합니다.

사전 검사는 혈관 조영실에서 간동맥 혈관 조영술을 시행한 후, 간동맥으로 소량의 방사성 동위원소를 주입하고 핵의학과에서 폐 스캔을 진행하는 방식으로 이루어집니다. 일반적으로 사전 검사 합격률은 종양이 10cm 이하인 경우 90% 이상이며, 10cm 이상인 경우 70~80% 정도입니다. 불합격한 경우라도 화학색전술을 1회 또는 2회 시행한 후 다시 평가하면 방사선색전술이 가능해지는 경우도 있습니다.

방사선색전술의 부작용

시술 후 흔한 부작용으로는 피로감, 식욕 감퇴 등이 있으며, 대부분 1~2개월 이내에 회복됩니다. 드물게 열이나 통증이 발생할 수 있으며, 이를 색전후증후군이라고 합니다. 방사선색전술은 화학색전술과 비교하여 색전후증후군 발생이 적은 편입니다. 방사선에 의한 폐렴, 위염, 담낭염 등이 드물게 나타날 수 있습니다.

방사선색전술 시행 시 고려할 사항

방사선색전술은 강력한 치료법이므로, 간손상의 위험이 동반될 수 있습니다. 따라서, 간 기능이 저하된 환자에서는 치료 후 간 기능이 더욱 악화될 가능성이 있습니다. 또한, 종양 크기가 작은 경우에는 화학색전술과 비교했을 때 치료 이점이 크지 않으며, 간 손상의 위험이 증가할 수 있습니다. 반면, 종양 크기가 매우 큰 경우에는 2~3회 반복 시술이 필요할 수 있습니다.

방사선색전술에 사용된 미세구는 약 1개월 동안 방사선을 방출하며, 환자의 몸 밖으로 나오는 방사선량은 극히 적습니다. 따라서 시술 후 격리는 필요하지 않으나, 시술 후 10일 동안은 어린이와의 밀접한 접촉을 피하는 것이 권장됩니다.

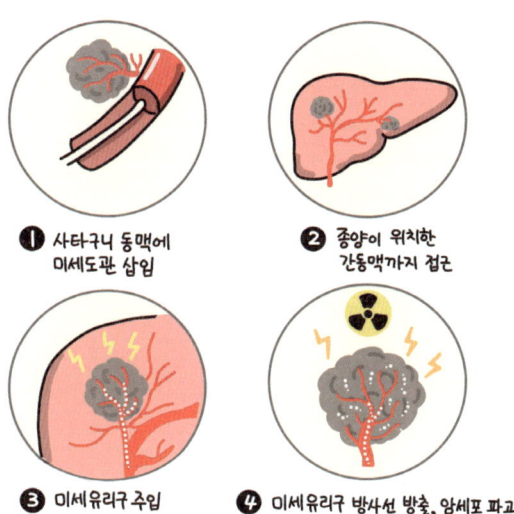

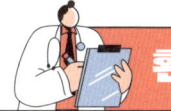

- 방사선색전술은 화학색전술보다 강력한 치료 효과를 가집니다.
- 시술 후 통증이 적고 입원 기간이 짧아 고령 환자에서도 안전하게 시행할 수 있습니다.
- 종양 크기가 큰 환자에서 더욱 효과적이며, 일부 경우 반복 시술이 필요할 수 있습니다.
- 간 기능이 저하된 환자는 치료 후 간 손상 위험이 증가할 수 있습니다.
- 시술 후 방사선 격리는 필요 없지만, 10일 동안 어린이와의 접촉을 삼가는 것이 권장됩니다.

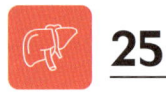

25

방사선치료로 간암을 완치할 수 있나요?

방사선치료로 간암을 완치할 수 있습니다. '완치'를 위해서는 두 가지 조건이 충족되어야 합니다.

첫째, 치료받은 간암이 효과적으로 제거되어야 합니다. 크기가 작은 초기 간암에서는 수술이나 고주파열치료술이 먼저 고려되지만, 수술 후 남은 간의 크기가 너무 작을 것으로 예상되거나, 혈관 주변이나 간의 윗부분에 종양이 위치하여 고주파열치료술이 어려운 경우에는 정위체부방사선치료(stereotactic body radiotherapy, SBRT)를 통해 간암을 효과적으로 제거할 수 있습니다. 예를 들어, 3cm 이하의 초기 간암에서 방사선치료를 시행하면 약 90% 이상의 환자에서 간암이 완전히 사라진다는 연구 결과가 있습니다. 이는 수술이나 고주파열치료술과 유사한 치료 효과를 보이며, 체외 방사선치료는 비침습적 치료로 치료 중 통증이나 불편함 없이 편안하게 받을 수 있는 장점이 있습니다.

둘째, 치료 후 남아 있는 간과 전신에서 암이 재발하지 않아야 합니다. 이 부분은 방사선치료뿐만 아니라 수술이나 고주파열치료술 후에도 중요한 과제이며, 현재 이를 예방하기 위한 보조 치료법 개발이 활발히 연구되고 있습니다.

방사선치료는 최후의 선택이 아니다

일부 환자들은 방사선치료를 받는다는 사실을 "더 이상 치료법이 없는 상황"으로 오해하고 낙심하는 경우가 있습니다. 그러나 간암 치료는 종양의 위치, 침범 정도, 간 기능, 전신 상태 등을 종합적으로 고려하여 결정되므로, 방사선치료 역시 간암 치료에서 중요한 역할을 합니다. 이에 따라 내과, 외과, 영상의학과, 방사선종양학과, 병

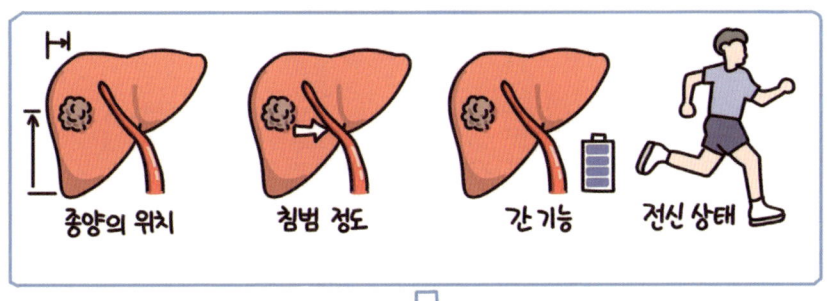

리과 등 다양한 분야의 전문가들이 협력하는 다학제 진료를 통해 최적의 치료법을 결정하게 됩니다.

가족 중 아이가 있는데 방사선치료를 받아도 되나요?

방사선치료는 환자의 일상생활에 영향을 미치지 않으며, 치료 후에도 방사선이 몸에 남지 않기 때문에 가족과 함께 생활하는 데 문제가 없습니다. 간혹 방사성 동위원소를 이용한 치료와 혼동하여 외부 방사선치료도 격리가 필요하다고 생각하는 경우가 있는데, 외부 방사선치료는 이러한 걱정을 하지 않으셔도 됩니다.

외부 방사선치료는 치료 중에만 방사선이 몸을 통과하는 방식이므로, 치료가 종료되는 순간(정확히는 스위치가 꺼지는 순간) 몸이나 치료실에 방사선이 남지 않습니다. 따라서 치료 후에는 아이를 포함한 가족들과 함께 있어도 안전하며, 격리도 필요하지 않습니다.

방사선치료의 미래

최근 방사선치료 기술이 발전하면서 더욱 정밀하고 안전한 치료가 가능해졌습니다. 향후 인공지능(AI) 기술 및 입자치료의 도입과 같은 새로운 접근법이 방사선치료 효과를 더욱 향상시킬 것으로 기대됩니다. 또한, 국소치료 및 전신 항암 치료와의 병합 연구가 활발히 진행되고 있으며, 이를 통해 환자 상태에 맞는 최적의 치료법을 제공하여 예후를 더욱 개선할 수 있을 것입니다.

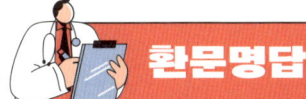

환문명답

- 방사선치료는 초기 간암에서도 효과적인 치료법이 될 수 있습니다.
- 3cm 이하의 간암에서는 방사선치료로 90% 이상의 치료 성공률을 기대할 수 있습니다.
- 방사선치료는 비침습적 치료로, 치료 중 통증이 없습니다.
- 방사선치료 후에는 방사선이 몸에 남지 않으므로, 가족과 격리할 필요가 없습니다.
- 최신 방사선 기술 및 치료법의 발전으로 더욱 정밀하고 안전한 치료가 가능해지고 있습니다.

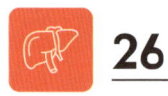

26

양성자치료와 중입자치료는
일반 방사선치료와 어떻게 다른가요?

일반적으로 널리 사용되는 방사선치료는 엑스선을 이용한 치료로, 오랫동안 암 치료에 활용되어 왔습니다. 최근에는 더 정밀하고 안전한 치료법으로 양성자치료와 중입자치료가 주목받고 있습니다. 이들 치료법은 정상 조직을 기존 엑스선 치료보다 더 효과적으로 보호하여, 방사선치료로 인한 부작용을 줄일 수 있다는 장점이 있습니다.

양성자치료와 중입자치료의 차이점

양성자치료와 중입자치료는 기존 엑스선 치료와 달리 '입자(작은 원자핵의 입자)'를 이용합니다. 양성자치료는 수소 원자의 핵(양성자)을 사용하며, 중입자치료는 탄소 이온과 같은 더 무거운 입자를 사용합니다. 이러한 입자들은 특정 깊이에서 에너지를 집중적으로 방출하는

'브래그 피크(Bragg peak)' 현상을 보입니다. 엑스선은 인체를 통과하면서 점진적으로 에너지를 소모하여 정상 조직에도 영향을 미치는 반면, 양성자와 중입자는 특정 깊이에서 에너지를 집중적으로 방출한 후 사라지기 때문에, 주변 정상 장기에 에너지 노출을 좀더 줄이면서 암세포에만 정확하게 에너지를 전달할 수 있습니다.

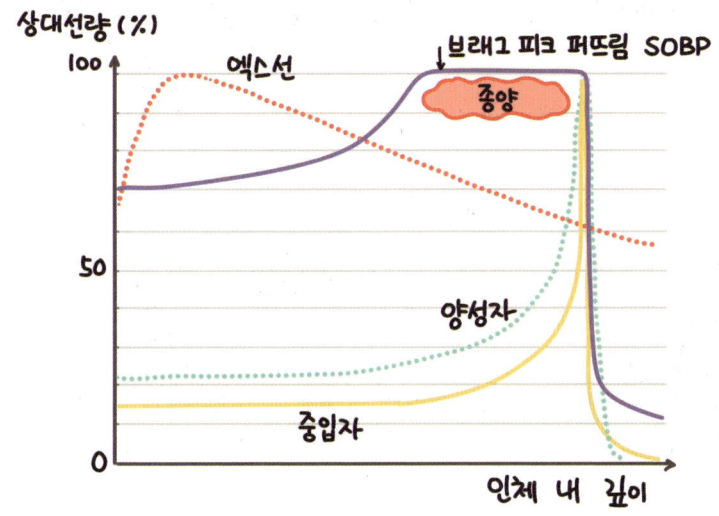

하지만, 계산된 특정 깊이에서 대부분의 에너지를 전달하는 양성자와 중입자의 이런 물리적 특징은 장점만 있는 것은 아닙니다. 만약, 환자의 호흡 양상이 예측과 크게 달라지거나 혹은 입사되는 방향에서 대장, 소장 등 두께나 내용물의 변동성이 큰 장기가 분포하는 경우에는 오히려 종양이 아닌 주변 정상 장기에 집중적인 에너지

가 전달될 수 있다는 위험성이 일반 엑스선 치료에 비해 커질 수 있습니다. 따라서, 종양의 위치나 호흡 양상에 따라 기존 엑스선 치료가 오히려 더 적절한 경우도 있습니다. 또한, 현재 중입자치료는 건강보험이 적용되지 않아 비용 부담이 클 수 있습니다.

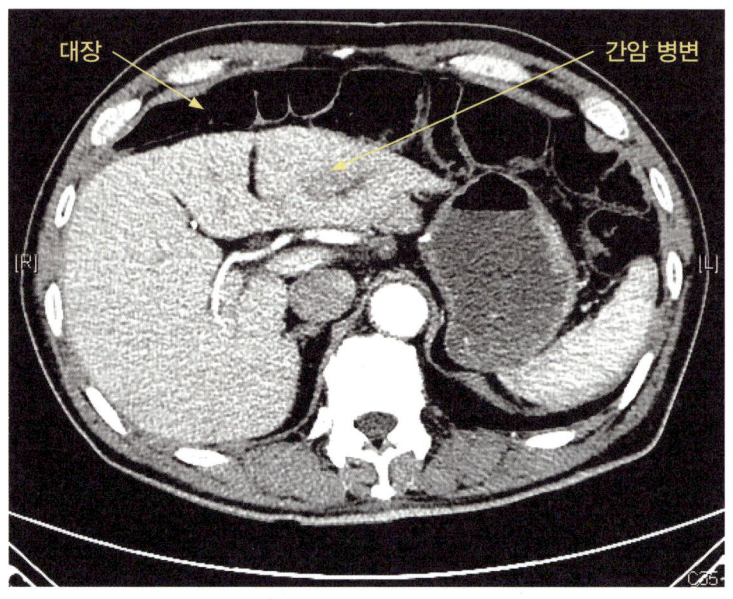

간암 병변의 치료에 필요한 입사 방향에서 대장(음식물 혹은 공기가 예측 불가능한 상태로 존재할 수 있음)이 존재하는 경우 양성자 혹은 중입자치료로 불확실성이 매우 커질 수 있으며 치료 효과가 감소할 수 있다.

방사선치료 방법별 특성

방사선치료 방법	일반 엑스선	양성자치료	중입자치료
브래그 피크 현상	없음	존재	존재, 양성자치료에 비해 더 큼
정상 간 조직 보호	상대적으로 적음	정상 간 보호에 유리	정상 간 보호에 유리
호흡 움직임에 따른 불확실성	상대적으로 낮음	매우 큼	매우 큼
대장/소장 입사 시 불확실성	–	매우 큼	매우 큼
보험 급여 적용 여부	적용	적용	적용 안됨

최적의 치료법 선택

양성자치료와 중입자치료는 최신 기술을 이용해 암세포를 정밀하게 치료하는 방법으로, 특히 주변 정상 장기의 보호가 중요한 간암 환자에게 큰 도움이 될 가능성이 있습니다. 하지만 환자의 상태에 따라 치료 효과, 부작용 가능성, 치료 비용과 접근성 등을 고려하여 전문의와 충분히 상담하는 것이 중요합니다. 또한, 치료 전 검사(CT, MRI 등)를 통해 종양의 위치와 크기, 호흡 양상 등을 평가한 후 가장 적절한 치료법을 선택하는 과정이 필수적입니다.

앞으로 더 많은 연구와 기술 발전을 통해 이러한 치료법들이 더욱 발전하고, 더 많은 환자들에게 적용될 수 있기를 기대합니다.

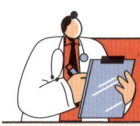 **환문명답**

- 양성자치료와 중입자치료는 기존 엑스선 방사선치료보다 정상 조직 보호 효과가 뛰어납니다.
- 브래그 피크 현상을 이용해 특정 깊이에서만 방사선을 집중적으로 방출합니다.
- 환자의 호흡 변화나 주변 장기의 움직임에 따라 예상치 못한 방사선 조사 위험이 있을 수 있습니다.
- 중입자치료는 현재 건강보험이 적용되지 않아 비용 부담이 클 수 있습니다.
- 치료 전 정밀 검사를 통해 종양의 위치와 크기, 호흡 양상을 고려하여 최적의 치료법을 선택하는 것이 중요합니다

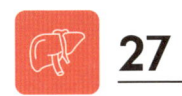 **27**

전신 항암약물 요법을 권유받았습니다. 어떤 상태인 건가요?

전신 항암약물 요법은 혈류를 통해 암세포에 도달하는 물질을 사용하는 치료 방법입니다. 항암 효과가 있는 약물을 입으로 복용하거나 주사로 투여하며, 이때 유입된 약물이 혈류를 통해 신체 전반(전신)에 도달할 수 있기 때문에 전신치료라고 불립니다.

전신 항암약물 요법의 종류

현재 간암에서 사용 가능한 전신 항암약물 요법은 크게 세 가지로 분류할 수 있습니다.

- **세포독성 항암제**: 치료 효과에 비해 다양한 전신 부작용이 많아 임상에서는 제한적으로 활용됩니다.

- **분자표적치료제 기반 전신치료제:** 특정 유전자 변이나 단백질을 표적으로 하여 암세포만을 선택적으로 공격하는 치료법입니다.
- **면역관문억제제 기반 전신치료제:** 면역체계를 활성화하여 암세포를 공격하는 치료법으로, 최근 간암 치료에서 중요한 역할을 하고 있습니다.

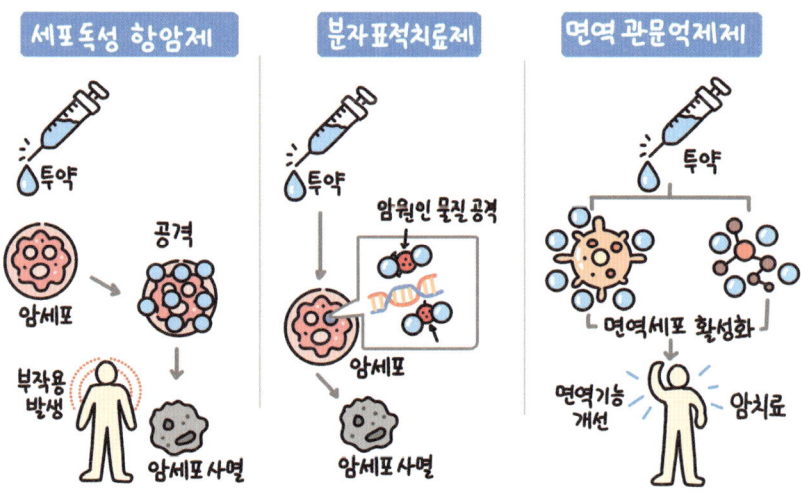

전신 항암 치료제들 중 면역관문억제제 기반 전신치료는 진행성 간암 환자에서도 암이 완전히 조절되는 완전 반응 사례가 보고되고 있으며, 분자표적치료제와 비교한 대규모 임상연구에서 보다 우수한 치료 성적을 보였습니다. 이에 따라, 현재 간암에서는 면역관문억제제 기반 치료가 간암의 1차 전신 항암 치료제로 선택되어 사용되고 있습니다.

간암에서 사용되는 주요 전신 항암약물 요법

종류	원리	단점	주요 해당약제
세포 독성 항암제	정상세포에 비해 빠르게 분화하는 암세포의 합성 과정이나, 유사분열과정을 방해하거나 DNA 분자 자체에 해로운 영향을 미쳐 암세포를 파괴하는 방법	암세포 이외에도 골수, 모근, 상피세포 등 빠른 분화를 보이는 정상세포를 공격할 수 있음	옥살리플라틴 독소루비신
분자 표적 치료제	암종의 성장, 전이 등에 관여하는 세포 내 신호전달 체계를 표적으로 하는 물질을 사용하는 방법	사용하는 약제가 표적으로 하는 특정 유전자 변형 또는 단백질이 있는 경우에만 효과가 있을 수 있고, 오래 사용시 약에 대한 내성이 발생할 수 있음	소라페닙(넥사바) 렌바티닙(렌비마) 레고라페닙(스티바가) 카보잔티닙(카보메틱스) 라무시루맙(사이람자) 베바시주맙(아바스틴)
면역 관문 억제제	암세포는 면역세포의 기능을 저하시키는 면역관문 단백질을 발현할 수 있음. 면역관문억제제는 면역세포의 면역기능억제를 해소시키고, 암에 대한 면역세포 반응을 활성화시켜 암세포를 공격하는 방법	면역기능이 활성화되어, 활성화된 면역세포가 자신의 정상세포를 공격하여 자가면역질환과 유사한 부작용을 일으킬 수 있음	아테졸리주맙(티쎈트릭) 트레멜리무맙(이뮤도) 더발루맙(임핀지) 니볼루맙(옵디보) 펨브롤리주맙(키트루다) 이필리무맙(여보이)

전신 항암약물 요법이 필요한 경우

전신 항암약물 요법은 신체 전반에 영향을 미치는 치료법이므로, 다음과 같은 경우에 주로 사용됩니다.

- **암이 간외 장기로 전이가 된 경우:** 간암이 간외의 다른 부위에서 확인되었다는 것은 암세포가 혈류를 통해 간외의 장소로 전이되었다는 의미이며, 눈에 보이지 않는 미세전이들이 혈류를 타고 전신에 있을 가능성도 있다는 뜻입니다. 따라서 아주 특별한 예외적인 경우를 제외하고는 간외 전이가 확인된 경우에는 혈류를 통해 신체 전반(전신)에 영향을 줄 수 있는 전신 항암약물 요법이 필요합니다.

- **간외 전이는 없지만 간의 주요 혈관이 암세포로 침범된 경우:** 이러한 경우는 현재 간외 장기에서 암이 확인되지 않았어도 이미 침범된 주요 혈관을 통해 신체 전반(전신)에 미세전이가 있을 수도 있다는 뜻이며, 진단 당시에는 간외 전이가 없어도 시간을 두고 관찰하면 간외 장기에서 암이 확인되는 경우가 상당히 많습니다. 따라서, 지금은 간외 장기에서 암이 확인되지 않았어도, 간의 주요 혈관이 침범되었다면 혈류를 통해 신체 전반(전신)에 영향을 줄 수 있는 전신 항암약물 요법이 필요할 수 있습니다.

- **암이 간외 전이나 주요 혈관 침범이 없지만, 국소치료가 효과적이지 않은 경우:** 간암이 간에 국한되어 있지만, 수술, 고주파열치료술, 색전술, 방사선치료 등의 국소치료에 반응이 없거나 반응이 불량할 것으로 예측되는 경우는 간내에 국한된 암이어도 전신 항암약물 요법을 시행해 볼 수 있습니다.

- **임상연구:** 전신치료, 특히 면역관문억제제 기반 치료는 암이 진행

된 경우(진행성 병기) 뿐 아니라 중간병기 또는 조기 병기에서도 그 역할이 있는지를 알아보는 다양한 임상연구들이 진행되고 있습니다.

전신 항암 치료는 전신에 영향을 미치므로, 다양한 부작용이 나타날 수 있습니다. 치료는 보통 2~4주 간격으로 주사로 약물을 주입하거나, 경구약을 매일 복용하거나, 두 방법을 병행하는 등 다양한 방식으로 이루어집니다.

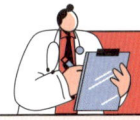 **환문명답**

- 전신 항암약물 요법은 암세포가 전신에 퍼졌거나, 전신으로 퍼질 위험이 매우 높거나, 간내 병변을 국소치료로 조절이 어려운 경우 시행됩니다.
- 면역관문억제제 기반 전신치료는 진행성 간암뿐만 아니라 조기 및 중간 병기 간암에서도 치료 성적을 개선하거나 재발 위험을 줄일 수 있는지를 평가하기 위한 다양한 임상연구가 진행되고 있습니다.

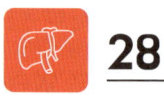 **28**

1차 요법으로 여러 약물이 있다던데, 어떤 기준으로 결정하게 되나요?

1차 치료제 선택 기준

진행성 간세포암종의 1차 치료제는 환자의 전신 상태(ECOG), 간 기능(Child-Pugh 등급), 종양 특성, 동반 질환, 약물 접근성과 비용 등을 종합적으로 고려하여 결정됩니다.

- ECOG 수행 상태가 0~1이고, Child-Pugh A 등급으로 간 기능이 양호한 경우, 전신 항암 치료가 가능합니다.
- Child-Pugh B나 C 등급의 환자는 특정 약물을 견디지 못할 가능성이 높아 주의가 필요하며, 일부 환자는 항암 치료가 불가능할 수도 있습니다.

권고되는 1차 치료제

현재 진행성 간세포암종의 1차 치료제로 권고되는 요법은 다음과 같습니다.

- 아테졸리주맙 + 베바시주맙 병용요법
- 더발루맙 + 트레멜리무맙 병용요법

환자 상태에 따른 치료제 선택

특정 질환이 있는 경우 치료제 선택에 제한이 따를 수 있습니다.

1. 베바시주맙 사용이 어려운 경우

- 심혈관 질환이나 출혈 위험이 높은 환자는 베바시주맙(항혈관신생제) 사용이 제한될 수 있습니다.
- 적색소견이 동반된 위식도 정맥류가 있는 경우, 출혈 위험이 높아 베바시주맙 사용에 주의가 필요합니다.
- → 이 경우, 더발루맙 + 트레멜리무맙 병용요법이 더 적합할 수 있습니다(단, 2025년 2월 기준으로 아직 급여 적용이 되지 않음).

2. 면역항암제 사용이 어려운 경우

- 자가면역질환(전신홍반루푸스, 류마티스 관절염, 염증성 장질환 등), 장기 이식 환자, 다발성 경화증, 길랭-바레 증후군 병력자는 면역항암제가 기저질환을 악화시킬 수 있어 사용이 제한됩니다.

→ 이 경우, 소라페닙 또는 렌바티닙을 1차 요법으로 고려하게 됩니다.

소라페닙 vs. 렌바티닙 비교

- 소라페닙은 간 기능이 다소 저하된 환자(Child-Pugh B7)에서도 사용할 수 있습니다.
- 렌바티닙은 소라페닙보다 객관적 반응률이 더 높지만, 생존율은 유사한 것으로 보고됩니다.
- 소라페닙은 수족증후군, 설사, 렌바티닙은 고혈압, 단백뇨 등의 이상반응이 나타날 수 있어 주의가 필요합니다.

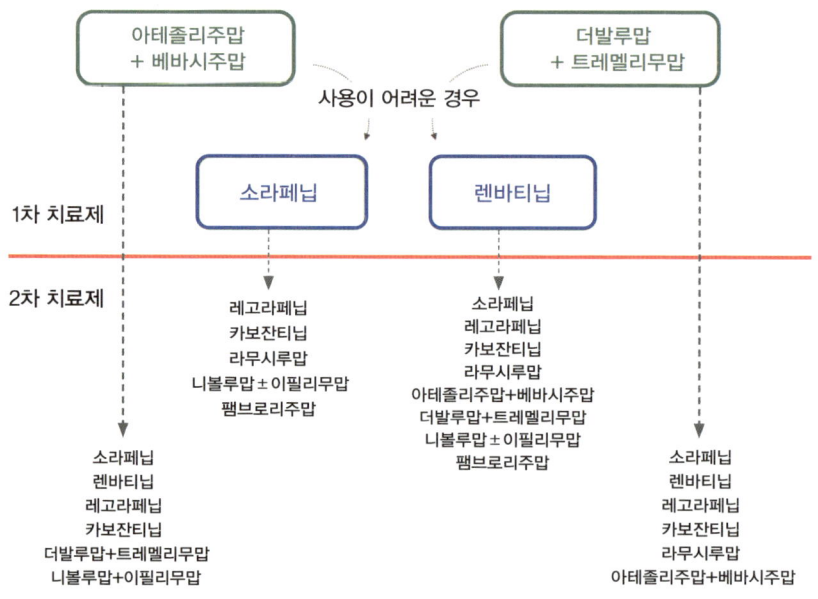

- 진행성 간세포암의 1차 치료제는 환자의 전신 상태, 간 기능, 종양 특성, 동반 질환, 약물 접근성 등을 고려하여 결정됩니다.
- ECOG 수행 상태가 0~1이고, 간 기능이 좋은 경우 전신 항암 치료가 가능합니다.
- 현재 권고되는 1차 치료제로는 아테졸리주맙 + 베바시주맙 병용요법과 더발루맙 + 트레멜리무맙 병용요법이 있습니다.
- 심혈관 질환이 있거나 위식도 정맥류가 있는 경우 베바시주맙 사용이 어렵습니다.
- 자가면역질환이 있거나 장기 이식 병력이 있는 경우 면역항암제 사용이 제한될 수 있습니다.
- 면역항암제 사용이 어려운 환자는 소라페닙 또는 렌바티닙을 1차 요법으로 고려할 수 있습니다.

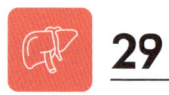

29

1차 항암제가 잘 듣지 않아 2차 항암제로 변경해야 한다고 합니다. 어떻게 해야 하나요?

　1차 항암제의 효과가 충분하지 않아 2차 항암제로 변경해야 한다고 해서 낙담할 필요는 없습니다. 의료진과 충분히 상담하고 적절한 치료 전략을 세운다면, 2차 항암제에서도 긍정적인 치료 반응을 기대할 수 있습니다. 치료 목표가 원발 간암 치료인지, 통증과 같은 증상 완화인지에 따라 치료 전략이 달라질 수 있으며, 간 기능, 전신 건강 상태, 간암의 진행 정도, 1차 치료에 대한 반응 등을 종합적으로 고려해야 합니다.

　또한, 2차 항암제는 1차 항암제보다 강한 효과를 가질 수 있으며, 부작용의 양상이 다를 수 있습니다. 치료 전에 부작용과 관리 방법에 대해 의료진과 충분히 상담하는 것이 중요합니다.

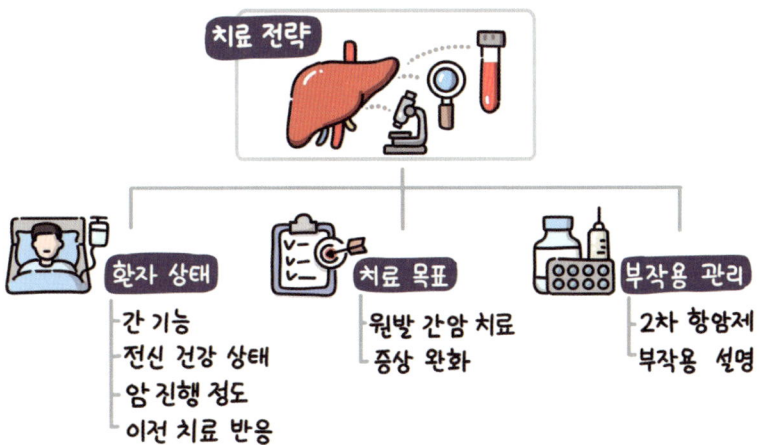

2차 항암제의 선택 기준

1차 치료로 면역복합요법(아테졸리주맙+베바시주맙, 더발루맙+트레멜리무맙 등)을 사용한 경우에는 2차 치료제로 다중 표적치료제(티로신 키나아제 억제제, TKI)를 사용하기도 합니다. 다중 표적치료제는 약물별로 효과와 부작용이 다르므로 의료진과 충분히 상담 후 결정해야 하며, 대표적인 2차 항암제로는 다음과 같은 약물들이 있습니다.

- **소라페닙**(sorafenib): 15년 이상 사용된 표적치료제로, 많은 임상 데이터가 축적됨
- **레고라페닙**(regorafenib): 소라페닙 치료에 실패한 환자에서 효과가 입증된 표적치료제
- **카보잔티닙**(cabozantinib): 소라페닙 치료 실패 후 사용할 수 있는 다중 표적치료제

- **렌바티닙**(lenvatinib): 높은 반응률을 보이며, 2차 치료제로도 활용 가능
- **라무시루맙**(ramucirumab): 혈청알파태아단백이 400ng/mL 이상인 경우 2차 치료제로 효과적임이 알려져 있음

1차 치료로 다중 표적치료제(소라페닙, 렌바티닙)를 사용한 경우에는 2차 치료제로 면역항암제 단독요법 또는 병용요법을 고려할 수 있습니다. 대표적인 2차 치료 옵션으로는 다음과 같은 면역항암제가 있습니다.

- 니볼루맙(nivolumab) 단독요법
- 니볼루맙 + 이필리무맙(ipilimumab) 병용요법

그러나 꼭 이러한 원칙이 적용되는 것은 아니며, 1차 치료에서 사용하지 않은 약제를 2차 이상의 치료에서 다양하게 사용할 수 있습니다.

간 기능 관리와 추가적인 고려 사항

항암 치료 중에는 간 기능을 최우선으로 관리하는 것이 가장 중요합니다. 검증되지 않은 민간요법이나 대체요법보다는 의료진의 지침을 따르는 것이 안전하며, 방사선치료와 항암제 병용요법을 통해 증상 조절 및 치료 효과를 높이는 방법도 고려할 수 있습니다. 주치의와 함께 다학제 진료(다양한 전문과 협진)에서 논의를 진행하는 것이

좋습니다. 새로운 치료법을 시도할 수 있는 임상시험이 진행 중이라면, 의료진과 상의 후 참여를 고려해볼 수 있습니다.

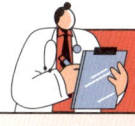

환문명답

- 1차 항암제가 효과가 없더라도 2차 항암제로 치료 반응을 기대할 수 있습니다.
- 치료 목표와 환자의 상태를 충분히 고려한 후 의료진과 상담하여 적절한 치료 전략을 세우는 것이 중요합니다.
- 2차 항암제는 1차 항암제에 비해 부작용이 다를 수 있으므로 의료진과 충분히 상담해야 합니다.
- 간 기능을 유지하는 것이 가장 중요하며, 검증되지 않은 치료법은 피하는 것이 좋습니다.
- 방사선치료와 항암제를 병용하는 방법도 고려할 수 있습니다.
- 새로운 치료 기회를 위해 임상시험 참여를 의료진과 상의하는 것이 바람직합니다.

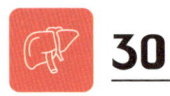

30

간암 진단을 받았는데
간이식을 받아야 할까요?

　간이식은 간암을 완치할 수 있는 중요한 치료법 중 하나입니다. 간암은 원래 건강한 간에서는 거의 발생하지 않고, B형·C형간염, 알코올 연관 간염과 같은 만성 간질환이 있는 상태에서 발생합니다. 즉, 만성 간질환이 간암의 주요 원인이 됩니다.

　따라서, 간암이 발생한 부위만 절제하거나 고주파열치료술, 방사선치료, 색전술 등으로 치료하더라도 남아 있는 간은 여전히 만성 간질환을 가지고 있어 재발 위험이 큽니다. 실제로 간암 환자의 약 50%가 3년 안에 재발을 경험하게 됩니다. 반면, 간 전체를 제거하고 건강한 간으로 대체하는 간이식은 간암의 씨앗을 완전히 없앨 수 있는 유일한 치료법이 될 수 있습니다. 간경변증이 심하지 않더라도 간암 완치를 위해 간이식을 고려할 수 있습니다.

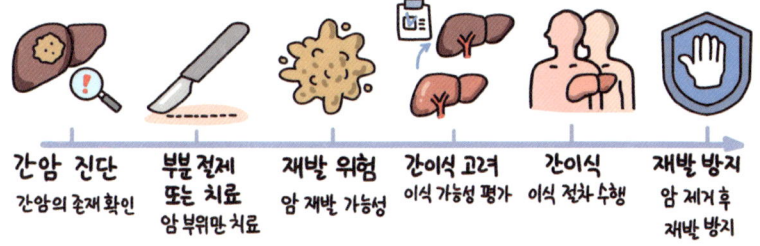

간이식을 고려해야 하는 경우

모든 간암 환자가 처음부터 간이식을 바로 고려하는 것은 아닙니다. 간이식은 적합한 기증자를 찾아야 하고, 수술의 범위가 크기 때문에 합병증 위험이 있으며, 이후 면역억제제를 지속적으로 복용해야 하는 부담이 있습니다. 따라서 간이식을 고려하는 경우는 다음과 같습니다.

1. 간 기능이 저하된 간경변증 환자에서 간암이 발생한 경우

간경변증이 심한 상태에서는 간암 치료가 더욱 어려워집니다. 간절제를 시행하면 남은 간이 재생하지 못해 간부전에 이를 위험이 있으며, 색전술이나 항암 치료 후 급성 간부전이 발생할 수도 있습니다. 따라서 황달이나 복수와 같은 간 기능 저하 증상이 동반된 경우에는 간암 크기가 작더라도 처음부터 간이식을 고려해야 합니다.

2. 다발성 간암으로 간절제가 불가능한 경우

간암이 간의 여러 부위에서 발생하여 간절제가 어렵거나, 색전술을 시행하기에도 어려운 경우 간이식이 대안이 될 수 있습니다.

3. 재발성 간암

간절제를 받았으나 다시 간암이 재발한 경우, 또는 색전술이나 고주파열치료술을 반복적으로 시행했음에도 간암이 계속 재발하는 경우에는 간 전체를 절제하는 간이식을 적극적으로 고려하는 것이 좋습니다.

진행성 간암도 간이식이 가능한가요?

위와 같은 조건에 해당하더라도 간암이 많이 진행된 경우에는 간이식 후에도 재발 위험이 높아 신중한 접근이 필요합니다.

1. 크기가 크거나 개수가 많은 간암

전통적으로 밀란 기준(Milan criteria)을 충족하는 경우에만 간이식을 적극 고려합니다. 밀란 기준은 아래와 같습니다.

- 지름 5cm 이하의 단일 종양
- 가장 큰 종양의 크기가 3cm 이하이면서 개수가 3개 이하
- 주요 혈관 침윤이 없는 경우

그러나 최근에는 종양의 크기와 개수뿐만 아니라 종양표지자, 양전자방출단층촬영(PET/CT) 검사 결과 등 암의 생물학적 특성을 함께 고려하여 간이식을 결정하는 경향이 있습니다. 또한, 간이식 전

여러 치료를 통해 간암의 범위를 줄여서 재발 가능성을 낮추는 방법도 연구되고 있습니다. 따라서 진행성 간암이라고 해도 곧바로 간이식이 불가능하다고 단정 짓기보다는, 주치의와 충분히 상의하는 것이 중요합니다.

2. 간문맥 등 주요 혈관을 침범한 간암

혈관 침윤이 있는 경우, 암세포가 혈액을 따라 퍼질 가능성이 높아 전통적으로는 간이식이 불가능하다고 여겨졌습니다. 하지만 최근에는 방사선치료나 면역항암 치료로 간암의 범위를 줄인 후 간이식을 시도하는 사례도 있습니다. 이 역시 의료진과 면밀한 논의가 필요합니다.

3. 타장기로 전이된 간암

간암이 폐, 부신, 뼈 등 다른 장기로 전이된 경우에는 간이식을 할 수 없습니다. 간이식은 간을 대체하는 치료이므로, 간외로 퍼진 암은 그대로 남아 있게 되고, 면역억제제 사용으로 인해 전이가 더 빠르게 진행될 위험이 큽니다. 따라서 현재까지는 타장기로 전이된 간암은 간이식의 대상이 될 수 없습니다.

간이식을 결정할 때 고려해야 할 요소

간암 치료에서 간이식을 고려할 때는 단순히 암의 병기만 보는 것이 아니라 간경변증의 정도, 전신 상태, 간암의 생물학적 특성을 종합적으로 평가하여 결정해야 합니다.

아무리 초기 간암이라도 간경변증이 심하면 처음부터 간이식을 고려해야 하며, 반대로 간 기능이 저하된 경우라도 암이 너무 진행된 상태라면 간이식이 어려울 수 있습니다. 진행성 간암이라도 여러 치료를 통해 간암의 크기와 개수를 줄이는 데 성공하면 간이식이 가능할 수도 있습니다. 따라서 간이식이 가능한지에 대한 결정은 반드시 의료진과의 충분한 상담을 통해 이루어져야 합니다.

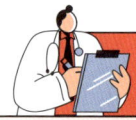

환문명답

- 간이식은 간암을 완치시킬 수 있는 중요한 치료법이고, 환자의 상태를 종합적으로 고려하여 결정할 수 있습니다.
- 간경변증이 심하거나 다발성 간암, 재발성 간암이 있는 경우 간이식을 고려할 수 있습니다.
- 진행성 간암도 치료 반응이 좋은 경우 간이식이 가능할 수도 있습니다.
- 간문맥을 침범한 경우라도 방사선치료나 면역항암 치료를 통해 간이식을 시도하는 사례가 있습니다.
- 타장기로 전이된 간암은 간이식 대상이 아닙니다.
- 간이식 여부는 간 기능, 전신 상태, 암의 진행 정도를 종합적으로 고려해 결정해야 합니다.

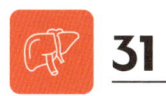

31

간이식, 어떤 기증자에게 어떻게 받아야 하나요?

간이식은 공여자의 유형에 따라 뇌사자 간이식과 생체 간이식으로 나뉩니다. 뇌사자 간이식은 뇌사 기증자로부터 간 전체를 이식 받는 방법이며, 생체 간이식은 건강한 정상인의 간 일부를 절제하여 이식 받는 방법입니다. 우리나라에서는 뇌사자 장기 공여자가 부족하여, 응급으로 간이식이 필요할 정도로 간 기능이 저하된 환자가 아니라면 뇌사자 간이식을 받을 가능성이 희박합니다. 따라서 대부분의 간암 환자는 생체 간이식을 받게 됩니다.

생체 간이식을 받는 경우, 공여자와 수혜자는 이식 전 정밀 검사 및 보건복지부에 승인을 받기 위한 절차를 함께 진행합니다. 이 과정에는 사회복지사 상담, 관련 서류 준비, 공여자와 수혜자의 관계 확인 절차가 포함되며, 보건복지부 국립장기조직혈액관리원에 서류를 제출해야 합니다.

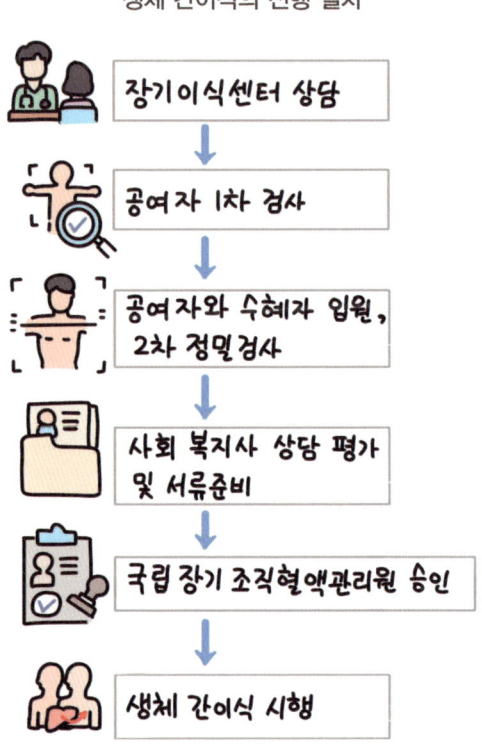

생체 간이식의 진행 절차

혈액형이 다른 사람에게서도 간이식이 가능한가요?

과거에는 기증자와 수혜자의 혈액형이 맞지 않으면 생체 간이식을 시행할 수 없었지만, 최근에는 탈감작요법(간이식 전 면역세포의 기능을 떨어뜨리는 약물 사용과 항체를 제거하는 혈장교환술)을 통해 혈액형이 다른 기증자로부터 간이식을 받을 수 있습니다. 탈감작요법을 시행하면 공여자의 항원에 대한 면역반응을 낮춰 거부반응을 줄일 수 있습니다.

다만, 일반적인 혈액형 일치 간이식보다 감염 및 합병증의 위험이 다소 높아질 수 있으므로, 충분한 의료진 상담과 면밀한 검사가 필요합니다.

가족 이외의 지인에게서도 간이식을 받을 수 있나요?

생체 간 기증자는 16세 이상으로, 자발적인 기증 의사를 가진 정신적·신체적으로 건강한 사람이어야 합니다. 법적으로 기증자와 수혜자의 관계는 명확해야 하며, 8촌 이내의 혈족, 4촌 이내의 인척, 배우자가 해당됩니다. 다만, 가족이 아닌 오랜 지인 관계라도 기증을 원할 경우 기증의 순수성을 증명하여 국립장기조직혈액관리원의 승인을 득하면 간이식을 진행할 수 있습니다. 다만, 이러한 경우 금전관계가 없는 순수한 장기 기증이라는 것을 객관적으로 입증해야 하는데 그 과정이 쉽지만은 않습니다.

생체 간이식을 위한 검사 과정

생체 간이식을 위해 기증자가 받아할 검사는 기관마다 조금씩 차이가 있습니다. 기초적인 검사로는 혈액검사(혈액형, 일반 혈액 및 생화학 검사, 간염바이러스 검사), 흉부 엑스레이, 심전도, 복부 CT(간 용적 확인)를 시행합니다. 생체 간기증에 있어서 가장 중요한 요소는 간의 크기와 모양(해부학적 구조)입니다. 기증자에게 남는 간 용적도 충분해야 하고, 수혜자가 받는 간의 크기도 충분해야 합니다.

간의 크기와 모양이 기증하기에 적합하다면 추가적인 검사를 시행하게 됩니다. 간 MRI를 통해 담도 구조를 확인하고, 기증자의 성별과 연령에 따라 유방촬영 및 산부인과 검사, 내시경 등이 추가될 수 있습니다. 수혜자는 혈액검사, 세균배양검사, 흉부 및 복부 엑스레이, 심전도, 심장초음파, 폐기능검사, 복부·흉부·두부 CT, 간 MRI, 종양 전이 검사(뼈스캔, PET/CT), 위·대장 내시경 등을 시행합니다. 또한, 공여자와 수혜자의 혈액을 동시에 채취하여 조직적합항원 및 교차검사 등 면역학적 검사를 진행하게 됩니다.

생체 간이식을 위한 검사

기증자 검사	
기본검사	혈액검사(혈액형, 일반혈액 및 생화학 검사, 간염바이러스 검사), 흉부 엑스레이, 심전도, 복부 CT(간 용적 확인)
추가검사	조직적합항원, 자기공명췌담도조영술(MRI), 위 대장 내시경, 유방촬영 및 산부인과 검사(여성인 경우)

수혜자 검사

- 혈액검사(혈액형, 일반혈액 및 바이러스, 조직적합항원 및 교차검사 등), 세균배양검사
- 흉부 및 복부 엑스레이, 심전도, 심장초음파, 폐기능검사, 복부, 흉부, 두부 CT, 간 MRI
- 종양 전이 검사(뼈스캔, PET/CT), 위내시경, 대장내시경, 유방촬영(여성인 경우)

환문명답

- 우리나라는 뇌사장기기증자가 부족하여 대부분의 간암 환자는 생체 간이식을 받습니다.
- 생체 간 기증자는 16세 이상이며, 수혜자와 법적으로 명확한 관계를 가져야 합니다.
- 기증자는 기본검사로 혈액검사와 복부 CT를 시행하며, 적합하다고 판단되면 수혜자와 함께 추가 정밀 검사를 진행합니다.
- 생체기증자의 경우 보건복지부 국립장기조직혈액관리원에서 수혜자와의 관계 등을 검토하여 최종 승인을 받은 후 간이식을 시행할 수 있습니다.

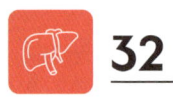

32

간이식 후 평생 약을 복용해야 하나요?

간이식은 간암 치료를 위한 주요 치료법 중 하나이며, 성공적인 이식 후에도 환자는 면역 거부 반응을 예방하기 위해 특정 약물을 평생 복용해야 합니다. 이식된 간이 몸에서 거부되지 않도록 면역억제제가 필요하며, 정기적인 검사를 통해 용량을 조절합니다.

면역억제제의 역할

이식된 간은 환자의 면역 체계에 의해 외부 물질로 인식될 수 있으며, 이를 방지하기 위해 면역억제제를 사용합니다. 면역억제제는 면역 거부 반응을 예방하고, 이식된 간의 기능을 정상적으로 유지하는 역할을 합니다.

대표적인 면역억제제

- 타크로리무스(tacrolimus, 상품명: 프로그랍, 타크로벨)
- 사이클로스포린(cyclosporine, 상품명: 산디문, 싸이폴엔)
- 마이코페놀레이트 모페틸(mycophenolate mofetil, 상품명: 셀셉, 마이렙트, 마이코놀)
- 에버롤리무스(everolimus, 상품명: 써티칸, 써티로벨)
- 스테로이드(프레드니손) 등

초기에는 고용량으로 시작하지만, 환자의 상태에 따라 시간이 지나면서 용량을 조절합니다. 정기적인 혈액검사를 통해 약물 농도와 간 기능을 확인하고, 이를 바탕으로 적절한 용량을 결정합니다.

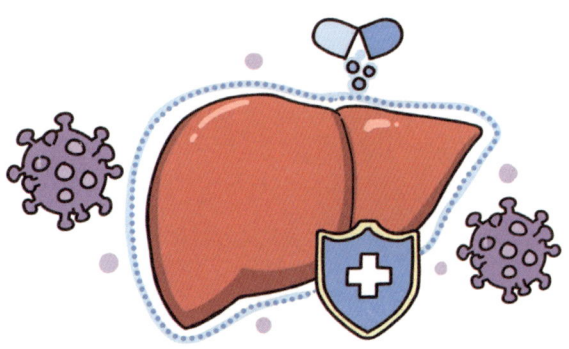

간이식 후 면역억제제 복용 및 관리

간이식 후 면역억제제는 꾸준히 복용해야 하지만, 정기적인 병원 방문을 통해 용량 조절 및 부작용 관리를 할 수 있습니다.

복약 순응도를 높이는 방법
- 용량을 조절하거나 복용 간격을 조정하여 환자가 약을 꾸준히 복용할 수 있도록 합니다.
- 스마트폰 알림 기능이나 건강관리 앱을 활용하는 것도 도움이 될 수 있습니다.

부작용 및 관리
- 면역억제제의 부작용으로 고혈압, 당뇨병, 신장 기능 저하 등이 나타날 수 있습니다.
- 부작용이 발생하면 약물의 용량을 조절하거나, 대체 약물을 추가할 수 있습니다.
- 필요할 경우, 혈압약, 당뇨약, 지질 강하제를 추가로 복용할 수도 있습니다.

면역억제제 복용을 중단하면 안 되는 이유

면역억제제를 중단하면 이식된 간에서 면역 거부 반응이 발생하여 간 기능이 손상될 위험이 높습니다. 이는 생명과 직결될 수 있기 때문에 임의로 중단하지 말고 반드시 의료진과 상의해야 합니다.

특정 환자에서 면역억제제 용량 최소화가 가능한 경우
- 과거에 거부 반응이 없었던 경우
- 면역 관련 질환이 없는 경우
- 항체 거부 반응 병력이 없는 경우

면역 관용(Immune tolerance)이란?
- 일부 환자는 면역억제제를 복용하지 않아도 면역 거부 반응이 발생하지 않는 경우가 있습니다.
- 그러나 이러한 경우는 드물며, 아직 표준화된 치료법이 확립되지 않았습니다.
- 현재 면역 관용을 유도하기 위한 연구가 진행 중이지만, 일반적인 치료법으로 적용되지는 않고 있습니다.

간이식 후 건강 관리

면역억제제를 복용하는 동안 감염 위험이 높아질 수 있으므로, 위생 관리와 건강 관리가 필수적입니다.

감염 예방 방법
- 손 씻기와 개인 위생 관리 철저
- 감염병 유행 시 마스크 착용 및 예방접종 고려

건강한 생활 습관 유지

- 규칙적인 운동과 균형 잡힌 식사
- 금주 및 금연
- 스트레스 관리

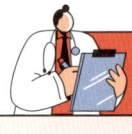 **환문명답**

- 간이식 후 면역 거부 반응을 예방하기 위해 면역억제제 복용이 필요합니다.
- 면역억제제는 면역 거부 반응을 막고, 이식된 간이 정상적으로 기능하도록 돕습니다.
- 면역억제제 복용을 중단하면 간 기능이 손상될 위험이 높아 생명과 직결될 수 있습니다.
- 정기적인 병원 방문을 통해 면역억제제 용량을 조절하고 부작용을 관리할 수 있습니다.
- 감염 예방과 건강한 생활 습관이 간이식 후 관리에 중요한 역할을 합니다.

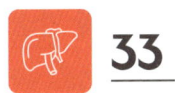 **33**

간을 기증해도
안전한가요?

생체 간이식은 뇌사자 장기 기증이 부족한 상황에서 중요한 대안이 될 수 있습니다. 하지만 건강한 정상인의 간을 기증하는 만큼, 무엇보다도 기증자의 안전이 최우선적으로 고려되어야 합니다.

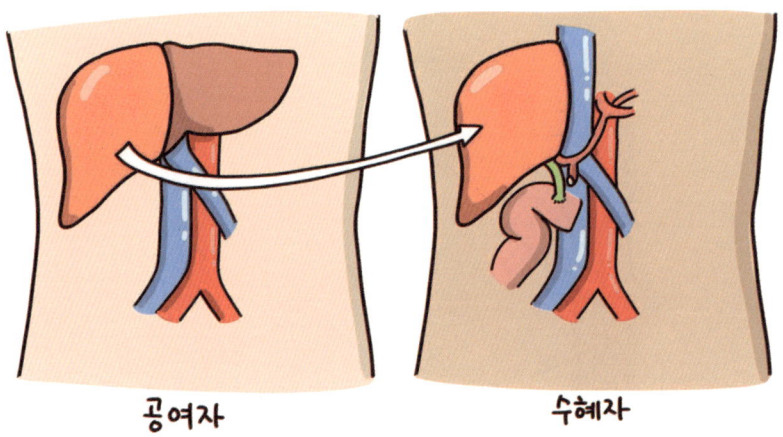

간 기증을 준비하는 과정에서는 기증자의 전염성 질환 및 만성 질환에 대한 철저한 평가가 이루어집니다. 일반적으로 기증자는 건강한 성인(18~55세)으로, B형간염이나 C형간염과 같은 간질환이 없고, 심한 지방간이나 염증이 없으며, 조절되지 않는 당뇨병이나 고혈압과 같은 전신질환이 없어야 합니다.

간 기증 후 간 기능 회복

간은 뛰어난 재생 능력을 가지고 있어 전체 간의 약 30%만 남아도 간 기능이 유지됩니다. 의료진은 기증자의 간 기능을 해치지 않는 범위에서 기증 범위를 결정하며, 기증자의 나이와 지방간의 정도 등을 고려하여 남겨야 할 간의 용적을 조정하기도 합니다.

보통 간의 용적은 우측 간이 전체의 60~70%, 좌측 간이 30~40%를 차지하며, 성인 간이식에서는 주로 우측 간을 기증하게 됩니다. 그러나 기증자의 잔존 간 용적이 충분하지 않은 경우에는 좌측 간을

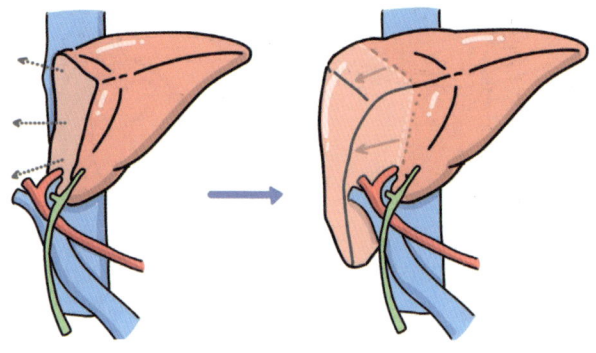

간 기증 후 간의 재생 과정

이용하거나, 두 명의 기증자로부터 간을 기증받는 방식을 고려할 수도 있습니다.

간 기증 후 수술 합병증과 안전성

우리나라에서는 기증자 간절제가 매우 안전하게 시행되고 있지만, 모든 수술과 마찬가지로 합병증이나 드물지만 사망 위험이 존재합니다.

- **수술 합병증 발생률:** 15~25% 정도로 보고되고 있으며, 우측 간을 기증한 경우 좌측 간 기증보다 합병증 위험이 더 높은 것으로 알려져 있습니다.
- **대표적인 합병증:** 담즙 누출 또는 담관 협착과 같은 담도계 합병증이 가장 흔하게 발생할 수 있으며, 내시경적 치료(담도 스텐트)나 경피적 담도 배액술 등을 통해 치료합니다.
- **사망률:** 1% 미만으로 보고되고 있으며, 최근에는 더욱 감소하고 있습니다. 우리나라에서는 지금까지 간 기증자 사망 사례가 단 1건 보고되었습니다.

최근에는 복강경 또는 로봇을 이용한 최소 침습 수술이 활발히 시행되면서, 기증자의 부담이 줄어들고 있으며 최소 침습 수술의 안전성도 더욱 높아지고 있습니다.

기증자의 장기적 건강과 정신적 영향

과거 연구에서는 간 기증자의 장기 생존율이 일반 건강한 성인과 차이가 없다고 보고되었으나, 최근 국내 연구에 따르면 기증자의 추정 사망률이 전체 인구와는 차이가 없지만, 매우 건강한 일반인보다 약간 높은 것으로 나타났습니다.

특히, 기증자의 사망 원인 중 자살 비율이 높게 나타나고 있어, 간 기증 후 정신 건강 관리의 중요성이 강조되고 있습니다. 기증 전후로 발생할 수 있는 우울증과 심리적 변화에 대한 관심과 관리가 필요합니다.

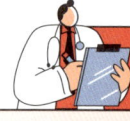

환문명답

- 생체 간이식은 뇌사자 장기 기증이 부족한 상황에서 중요한 대안이 될 수 있습니다.
- 기증자는 철저한 건강 검사를 거쳐야 하며, 간 기증 후 남은 간의 재생 능력으로 간 기능이 정상적으로 회복됩니다.
- 우리나라에서 기증자 간절제는 매우 안전하게 시행되고 있지만, 일부 합병증과 사망 위험이 존재합니다.
- 최소 침습 수술 기법이 발전하면서 기증자의 부담이 줄어들고 있으며, 최소 침습 수술의 안전성도 더욱 높아지고 있습니다.
- 기증자의 장기적 건강과 정신적 건강을 고려한 지속적인 관리가 필요합니다.

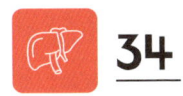 **34**

간 기능이 나쁘면
간암 치료를 받지 못하나요?

간 기능이 나쁘다고 해서 반드시 간암 치료를 받을 수 없는 것은 아닙니다. 간암 치료 여부와 방법은 간암의 진행 정도, 환자의 전반적인 건강 상태, 그리고 간 기능 상태에 따라 결정됩니다. 간암 치료는 크게 수술, 간이식, 국소치료, 전신 항암 치료, 방사선치료 등으로 나뉘며, 간 기능 상태에 따라 적용 가능한 치료 방법이 달라질 수 있습니다.

간 기능 평가의 중요성

간암 환자의 대부분은 간경변증을 동반하고 있으며, 간경변증의 정도는 치료 가능성을 크게 좌우합니다. 간 기능 평가는 다음과 같은 방법으로 이루어집니다.

- **Child-Pugh 점수**: 간경변증의 중증도를 평가하는 기준으로, 알부민, 빌리루빈, 복수, 간뇌병증, 프로트롬빈 시간을 고려하여 A, B, C 세 단계로 나눕니다. 점수가 높을수록 간 기능이 나쁜 상태를 의미합니다.
- **MELD 점수**: 간이식 적합성을 평가하기 위한 점수로, 혈액검사 결과(크레아티닌, 빌리루빈, 프로트롬빈 시간)를 바탕으로 계산됩니다.
- **혈액검사**: 간 효소(AST, ALT), 빌리루빈, 알부민, 응고 인자(프로트롬빈 시간) 등의 수치를 측정하여 간의 기능 상태를 파악합니다.

Child-Pugh 점수

항목	1점	2점	3점
총 빌리루빈(mg/dL)	〈 2.0	2.0~3.0	〉3.0
알부민(g/dL)	〉3.5	2.8~3.5	〈 2.8
프로트롬빈 시간연장(초)	〈 4	4~6	〉6
복수	없음	경증	중증
간뇌병증	없음	경증~중등도	중증

간 기능에 따른 치료 옵션

간 기능 상태에 따라 적용할 수 있는 치료법은 다음과 같습니다.

1. 간 기능이 좋은 경우(Child-Pugh A 또는 일부 B)

- **간절제**: 간암이 국소적으로 존재하며, 남은 간 기능이 충분할 경우 가능합니다.

- **고주파열치료술(RFA), 체외 방사선치료(EBRT):** 암의 크기가 작고 국소적인 경우에 시행할 수 있습니다.
- **전신 항암 치료:** 필요 시 간 기능에 문제가 없는 범위에서 면역항암제나 표적치료제 등을 고려할 수 있습니다.

2. 간 기능이 중등도인 경우(Child-Pugh B)
- **간절제:** 간 기능 저하로 인해 어려울 수 있습니다.
- **경동맥화학색전술:** 간 기능이 어느 정도 유지되고, 비교적 국소적인 간암인 경우 효과적입니다.
- **고주파열치료술:** 크기가 작고 제한적인 간암에 적용 가능합니다.
- **전신 항암 치료:** 일부 중등도 상태에서 면역항암제나 표적치료제가 적용될 수 있으므로 개별 환자의 상태에 따라 검토합니다.

3. 간 기능이 나쁜 경우(Child-Pugh C)
- **치료 선택의 제한:** 간 기능 저하로 인해 적극적인 치료가 어려울 수 있습니다.
- 국소 또는 완화치료를 통해 증상 조절과 삶의 질 개선을 도모할 수 있습니다.
- **전신 항암 치료:** 간 기능이 매우 저하된 경우에는 제한적이지만, 최근 개발된 면역항암제나 표적치료제 중 일부가 간 기능에 큰 영향을 주지 않는 경우가 있어 환자별 상태에 따라 신중히 고려

됩니다.

- **간이식**: 적절한 기증자를 구할 수 있다면, 간 기능 저하를 동반한 환자에게 최선의 대안이 될 수 있으나, 진행성 간암에서는 어렵습니다.

간 기능이 나쁜 경우 치료 시 주의사항

간 기능이 저하된 상태에서 간암 치료를 시행할 때는 다음과 같은 점을 고려해야 합니다.

- **간 손상 최소화**: 치료가 간 기능을 더욱 악화시키지 않도록 신중한 접근이 필요합니다.
- **증상 완화 치료**: 적극적인 치료가 어려운 경우에도 통증 관리, 복수 조절 등을 통해 삶의 질을 유지하는 것이 중요합니다.
- **다학제적 접근**: 간 전문의, 영상의학과, 외과 등 다양한 전문가가 협력하여 최적의 치료 방법을 결정해야 합니다.

- 간 기능이 나쁘다고 해서 간암 치료가 불가능한 것은 아닙니다.
- 간 기능 상태에 따라 적합한 치료 방법을 선택할 수 있습니다.
- 간이식, 국소치료, 전신 항암 치료, 방사선치료 등 간 기능 저하 환자에게 적용 가능한 치료 옵션이 있습니다.
- 간 전문의와 상의하여 자신의 상태에 맞는 최적의 치료법을 결정하는 것이 중요합니다.

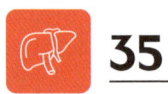

35

간암 치료를 받을 때 항혈소판제, 항응고제를 중단해야 하나요?

간암 치료 중 항혈소판제나 항응고제의 중단 여부는 환자의 상태와 치료 방법에 따라 달라집니다. 간암 치료에는 간절제, 고주파열치료술, 경동맥화학색전술, 방사선치료, 항암 치료 등이 있으며, 치료법에 따라 약물 중단 여부를 신중하게 판단해야 합니다.

국소치료와 항혈소판제·항응고제

고주파열치료술과 경동맥화학색전술과 같은 국소치료를 시행하기 전에는 출혈 위험을 최소화하기 위해 항혈소판제와 항응고제 복용 여부를 면밀히 검토해야 합니다.

- 항혈소판제는 일반적으로 시술 5~7일 전에 중단합니다.

- 항응고제는 치료 유형에 따라 시술 3~5일 전에 중단합니다.
- 중단 기간 동안 헤파린과 같은 약물로 대체(브리징 치료)할 수 있습니다.
- 치료 후 출혈 위험이 사라지면 약물을 다시 시작할 수 있습니다.

중재적 영상의학 시술 전 권고되는 항혈소판제 및 항응고제의 중단 기준

약물군	약물 이름	마지막 복용 시간	재개 시점
항혈소판제	아스피린	시술 3~5일 전 중단	시술 후 다음 날부터 복용
	클레피도그렐	시술 5일 전 중단	시술 후 6시간 이후
	실로스타졸	중단할 필요 없음	–
항응고제	와파린	INR 1.8 미만이 되도록 시술 5일 전 중단	시술 후 다음 날부터 복용
	헤파린	시술 4~6시간 전 중단	시술 후 6-8시간 이후
	저분자량 헤파린(LMWH)	예방적 용량: 시술 12시간 전 중단 치료적 용량: 시술 24시간 전 중단	시술 후 12시간 이후
	다비가트란	시술 전 4회 복용 중단 (신기능 저하 시 6-8회 복용 중단)	시술 후 24시간 이후
	리바록사반	시술 전 2회 복용 중단 (신기능 저하 시 3회 복용 중단)	시술 후 24시간 이후
	아픽사반	시술 전 4회 복용 중단 (신기능 저하 시 6회 복용 중단)	시술 후 24시간 이후
	에독사반	시술 전 2회 복용 중단	시술 후 24시간 이후

*출처: 국제인터벤션영상의학회 가이드라인 기준

수술과 항혈소판제·항응고제

간암 수술 전후에는 출혈 위험이 높아 항혈소판제와 항응고제를 중단해야 합니다.

- 일반적으로 항혈소판제는 수술 7일 전, 항응고제는 수술 5일 전에 중단합니다.
- 혈전 위험이 높은 환자(예: 기계적 심장판막 보유자)에서는 헤파린을 이용한 브리징 치료를 고려할 수 있습니다.
- 출혈 위험이 사라진 후에는 의료진의 판단에 따라 약물을 다시 복용할 수 있습니다.

방사선치료와 항혈소판제·항응고제

방사선치료 중 항혈소판제와 항응고제 사용 여부는 출혈 위험보다는 약물 간 상호작용 및 치료 부작용을 고려하여 결정됩니다.

- 혈소판 감소증이 동반된 경우 약물 조정이 필요할 수 있습니다.
- 환자의 상태에 따라 정기적인 혈액검사를 통해 복용 여부를 조율해야 합니다.

항암 치료와 항혈소판제·항응고제

항암 치료를 받는 동안에는 혈전 및 출혈 위험을 모두 신중히 평가해야 합니다.

- 표적치료제나 면역항암제는 혈전 발생 위험을 증가시킬 수 있어, 항응고제를 유지하는 경우가 많습니다.
- 그러나 출혈 합병증이 동반될 경우 약물 중단이 필요할 수 있습니다.
- 정기적인 혈액검사와 모니터링을 통해 출혈 및 혈전 위험을 평가해야 합니다.

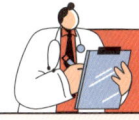 **환문명답**

- 간암 치료 중 항혈소판제와 항응고제의 중단 여부는 치료 방법과 환자의 상태에 따라 결정됩니다.
- 고주파열치료술이나 경동맥화학색전술 전에는 출혈 위험을 줄이기 위해 약물 중단이 필요할 수 있습니다.
- 간암 수술 전에는 출혈 위험이 높아 항혈소판제와 항응고제를 중단해야 합니다.
- 방사선치료 중에는 약물 간 상호작용을 고려하여 복용 여부를 조절해야 합니다.
- 항암 치료 중에는 혈전 위험과 출혈 위험을 동시에 평가하여 신중하게 약물 복용 여부를 결정해야 합니다.

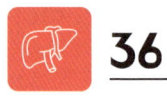

36

간암 치료를 함에 있어 지역 간 차이가 있나요?

간암은 수술과 전신 항암요법 외에도 다양한 치료법이 적용될 수 있습니다. 따라서, 체계적인 진단과 최적의 치료법 선택이 치료 성적에 중요한 영향을 미치며, 환자와 가족들도 신중하게 치료 방법을 고민하게 됩니다.

이러한 이유로 지역에서 진단을 받은 후 수도권 대형병원으로 이동하는 간암 환자들이 많습니다. 이는 지역 간 의료 수준 차이가 치료 결과에 영향을 미칠 것이라는 인식에서 비롯된 것으로 보입니다. 그러나 실제로 의료의 질 차이는 지역 간의 차이가 아니라 개별 의료기관 간의 차이에서 비롯되는 경우가 많습니다.

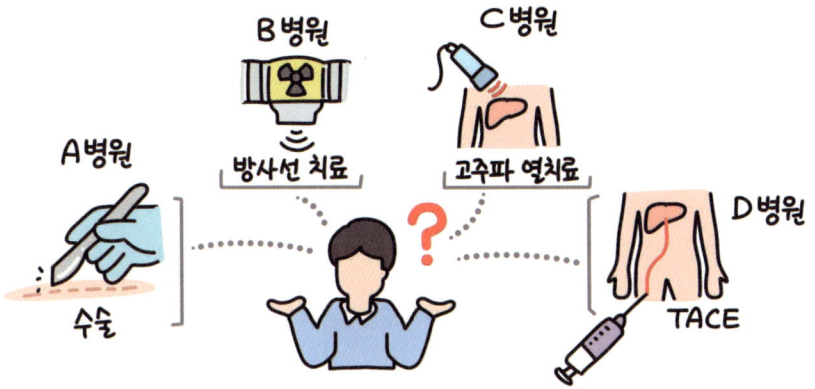

지역 병원의 치료 역량과 선택 기준

 간암 치료 역량이 뛰어나고 다양한 치료법을 적절히 적용할 수 있는 병원이라면, 지체 없이 해당 병원에서 치료를 받는 것이 가장 바람직한 방법입니다. 하지만 모든 병원이 모든 치료 옵션을 제공할 수 있는 것은 아니며, 병원마다 특정 치료 분야에서 강점을 지닌 경우도 있습니다.

 의료진들은 이러한 상황을 잘 알고 있으며, 해당 병원의 여건에 비추어 환자의 병기, 질환의 특성에 따라 적절한 시점에 최선의 치료를 받을 있도록 의견을 제시하고 있습니다. 또한, 환자나 가족이 다른 치료법에 대해 궁금해할 경우 의료진은 이에 대한 정보를 상세히 설명하고, 필요할 경우 타 병원으로 의뢰하는 방안도 고려하게 됩니다.

 만약 환자가 수도권 대형병원으로 집중되는 현상이 심화되면, 지역 병원에서 적절한 시점에 최선의 치료를 받을 기회를 놓치는 사례가 늘어날 수 있습니다. 따라서, 간암 치료의 첫걸음은 의료진과 신뢰감 있는 의사소통이며, 이를 통해 최선의 치료법을 결정하고, 이후 추적 관리를 체계적으로 이어가는 것입니다.

그럼에도 불구하고, 환자 입장에서는 치료받는 병원의 간암 치료 수준에 대한 정보를 알고 싶어할 수 있습니다. 이를 확인하는 방법 중 하나는 건강보험심사평가원에서 시행하는 '간암 적정성 평가' 입니다. 현재 2023년 1월~12월 동안 간암 치료를 실시한 요양기관을 대상으로 2주기 간암 적정성 평가가 진행되었으며, 2025년 중순에 평가 결과가 공개될 예정입니다.

지역 병원과 간암 치료의 변화

현재 전국 대부분의 병원은 간암 진료의 상향 평준화를 위해 노력하고 있으며, 치료 성적 뿐만 아니라 삶의 질 개선에도 집중하고 있습니다.

무조건 수도권 대형병원으로 가는 것이 최선이 아니라, 신뢰할 수 있는 지역 의료진을 찾는 것이 더 현명한 선택이 될 수 있습니다. 집과 가까운 곳에서 지속적인 관리가 가능한 의료진과 협력하는 것이 치료의 연속성을 높이고, 효과적인 장기 추적 관리를 받을 수 있는 방법입니다.

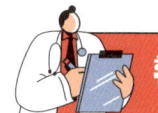 **환문명답**

- 간암 치료의 차이는 지역 간 차이보다는 개별 의료기관 간의 차이에서 비롯됩니다.
- 치료 역량이 뛰어난 지역 병원이라면 빠른 시일 내에 치료를 받는 것이 바람직합니다.
- 모든 병원이 모든 치료 옵션을 제공할 수 있는 것은 아니므로, 의료진과 적절한 치료 방법과 병원을 상의하는 것이 좋습니다.
- 가깝고 지속적인 추적진료가 가능한 지역 병원에서 치료를 받는 것이 보다 현명한 선택이 될 수 있습니다.

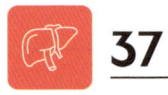

37
고령인데 간암 치료가 가능한가요?

최근 국내 간암 발생률은 전반적으로 감소하는 추세이지만, 고령 환자에서는 오히려 증가하고 있습니다. 국내 간암 무작위 등록사업 자료에 따르면, 2008년 전체 간암 환자 중 65세 이상 고령 환자의 비율이 33.5%였던 반면, 2017년에는 45.9%까지 증가하였습니다. 이는 고령 인구 증가와 만성 간질환 치료의 발전으로 인해 환자의 생존 기간이 늘어나면서, 고령 환자에서 간암 발생이 증가하고 있음을 시사합니다.

고령 간암 환자의 특징

고령 간암 환자의 기저 간질환은 C형간염 또는 대사이상 지방간 질환과 관련된 경우가 많으며, 젊은 환자에서 흔한 B형간염과의 연관성은 상대적으로 적습니다. 또한, 젊은 환자에 비해 종양의 크기가 상대적으로 작고, 조직학적으로 분화도가 좋은 경우가 많습니다. 그러나 당뇨병, 고혈압 등의 만성질환을 동반하는 경우가 많고, 신체 기능이 감소해 있어 치료 방법 선택 시 이러한 요소를 반드시 고려해야 합니다.

국내 연구에 따르면 나이가 많을수록 간암에 대한 적극적인 치료를 받는 비율이 감소하거나, 아예 치료를 받지 않는 경우가 많습니다. 그러나 적절한 치료를 받을 경우 고령 환자도 젊은 환자들과 비슷한 치료 효과를 얻을 수 있으며, 치료를 받은 환자가 치료를 받지 않은 환자보다 생존율이 높다는 연구 결과가 보고되고 있습니다. 따라서, 고령이라는 이유만으로 치료를 포기하기보다는 환자의 전반적인 건강 상태를 고려하여 적절한 치료를 받는 것이 중요합니다.

고령 환자에서 가능한 간암 치료 옵션

고령 환자의 간암 치료는 환자의 건강 상태, 간 기능, 암의 진행 정도를 종합적으로 평가하여 결정됩니다. 주요 치료 방법에는 수술(간절제), 간이식, 국소치료(고주파열치료술, 경동맥화학색전술 등), 전신치료(항암제) 등이 있습니다.

1. 간절제와 간이식

간절제와 간이식은 간암을 완치할 수 있는 대표적인 치료법이지만, 고령 환자의 경우 신체 회복 능력이 낮고, 동반 질환이 많아 수술적 치료가 어려운 경우가 많습니다.

- 연구에 따르면, 적절한 환자 선별 과정을 거칠 경우 고령 환자도 수술 후 좋은 생존율을 보일 수 있습니다.
- 하지만 회복 시간이 길어질 수 있으며, 감염이나 합병증 발생 가능성이 젊은 환자보다 높을 수 있어 신중한 결정이 필요합니다.

2. 국소치료(고주파열치료술, 경동맥화학색전술 등)

수술이 어려운 고령 환자에게는 국소치료가 중요한 대안이 될 수 있습니다.

- 고주파열치료술은 고령 환자에서도 안전하며, 비고령 환자와 유사한 치료 효과를 보입니다.
- 경동맥화학색전술 역시 고령 환자에서도 비고령 환자와 비슷한 치료 효과를 보이며, 경동맥방사선색전술은 색전후증후군 발생 위험이 낮아 보다 적절한 치료 옵션이 될 수 있습니다.

3. 전신치료(면역항암제, 표적치료제 등)

진행성 간암에서는 전신치료를 시행하게 되며, 최근 연구에 따르면 면역치료제와 표적치료제가 고령 환자에서도 비고령 환자와 유사한 치료 효과와 안전성을 보였습니다.

- 다만, 전신치료는 혈압 상승, 피로감, 위장관 장애 등의 부작용이 동반될 가능성이 있어, 치료 시작 전 신중한 평가가 필요합니다.
- 치료 중 정기적인 모니터링을 통해 부작용을 조절하며 진행하는 것이 중요합니다.

고령 환자의 치료 선택과 관리

고령 환자도 간암 치료를 통해 삶의 질을 유지하고 생명을 연장할 수 있습니다. 치료를 받기 전에는 환자의 건강 상태를 면밀히 평가하고, 동반 질환과 신체 기능 저하 여부를 고려하여 치료 계획을 수립하는 것이 중요합니다.

연령만을 기준으로 치료를 포기하는 것이 아니라, 각 환자의 개별적인 건강 상태와 치료 후 회복 가능성을 면밀히 분석하여 최적의 치료 방법을 선택해야 합니다. 수술이 어려운 경우에도 국소치료나 전신치료를 적극적으로 고려하여 치료 옵션을 조율할 수 있습니다. 또한, 치료 중 부작용 발생 가능성을 지속적으로 모니터링하며 환자의 상태를 정기적으로 점검하는 것이 필요합니다.

고령과 비고령 환자의 간암 치료 효과에 대한 연구

저자	연도	치료	결과
Garcia EM 등	2023	수술	고령과 비고령 환자의 생존율, 무재발 생존율, 합병증 발생율은 유사함
Hung AK 등	2015	고주파 열치료술	고령과 비고령 환자의 1, 3년 생존율은 유사하지만 5년 생존율은 고령에서 낮음
Lee HA 등	2023	고주파 열치료술	고령과 비고령 환자의 생존율은 유사함
		경동맥 화학색전술	고령과 비고령 환자의 생존율은 유사함
		전신치료	고령과 비고령 환자의 생존율은 유사함
Liu PH 등	2014	경동맥 화학색전술	고령과 비고령 환자의 생존율은 유사함
Tada T 등	2020, 2022	전신치료	고령과 비고령 환자의 생존율, 무진행 생존율, 합병증 발생율은 유사함

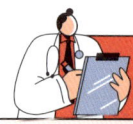

환문명답

- 고령 환자의 간암 치료는 환자의 건강 상태, 간 기능, 암의 진행 정도를 종합적으로 고려하여 신중하게 결정해야 합니다.
- 최근 연구에서는 고령 환자도 적절한 치료를 받을 경우 비고령 환자와 비슷한 생존율을 보일 수 있다고 보고되고 있습니다.
- 연령만을 기준으로 치료를 포기하기보다는 개별적인 건강 상태와 치료 후 회복 가능성을 평가하는 것이 중요합니다.
- 수술, 국소치료, 전신치료 등 다양한 치료 옵션을 고려하여 최적의 치료 방법을 선택하고, 치료 중 부작용 발생을 지속적으로 점검하는 것이 필요합니다.

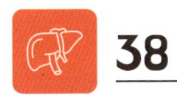

38

간암 환자인데, 치료 임상시험에 참여할 수 있나요?

간세포암(이하 간암) 진단을 받은 환자들에게 임상시험은 신약이나 새로운 치료법을 접할 수 있는 기회를 제공합니다. 임상시험은 신약이나 치료법의 효과와 안전성을 확인하기 위해 시행되며, 의료진의 철저한 관리 아래 진행됩니다. 하지만 모든 환자가 임상시험에 적합한 것은 아니며, 참여 여부는 여러 가지 요인을 고려하여 신중히 결정해야 합니다.

임상시험의 종류와 단계

임상시험은 진행 단계에 따라 다음과 같이 나뉩니다.

- **1상 임상시험**: 신약의 안전성을 확인하는 초기 단계로, 소수의 건

강한 사람이나 환자를 대상으로 진행됩니다.
- **2상 임상시험:** 신약의 효과와 적정 용량을 확인하기 위해 진행됩니다.
- **3상 임상시험:** 더 많은 환자를 대상으로 신약의 효과와 부작용을 비교하는 단계입니다.
- **4상 임상시험:** 승인된 치료법에 대해 장기적인 안전성과 효과를 평가하는 과정입니다.

임상시험 참여 조건

임상시험에 참여하려면 특정 기준을 충족해야 합니다. 조건은 임상시험의 종류와 목적에 따라 다르지만, 일반적으로 다음과 같은 사항이 포함됩니다.

- **병기**(암의 진행 정도)**:** 진행성 간암 환자와 초기 간암 환자는 참여할 수 있는 임상시험의 종류가 다릅니다.
- **이전 치료 경험:** 기존의 치료(수술, 항암 치료, 면역치료 등)를 받았는지 여부에 따라 참여 가능성이 달라집니다.
- **전반적인 건강 상태:** 간 기능과 신장 기능 등 전신 건강 상태가 중요하게 고려됩니다.

이러한 조건은 임상시험에 참여할 때 환자에게 최대한 안전하고 적합한 환경을 제공하기 위해 설정된 것입니다.

임상시험 참여 방법

임상시험에 관심이 있다면 먼저 주치의와 상담하는 것이 중요합니다. 주치의는 환자의 현재 상태를 평가하고, 적절한 임상시험이 있는지 확인해 줄 수 있습니다. 또한, 환자 스스로 한국임상시험참여포털(https://www.koreaclinicaltrials.org/)에서 '간세포암'을 검색하여 모집 중인 임상시험 정보를 확인할 수도 있습니다.

한국임상시험참여포털 "간세포암" 검색 화면

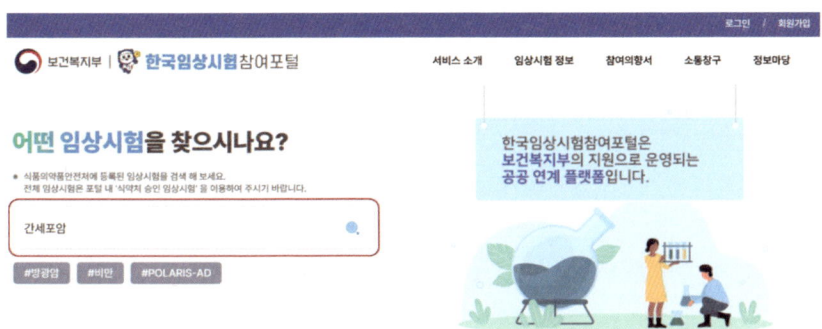

임상시험 참여 시 고려할 사항

임상시험은 새로운 치료법에 대한 기대를 제공하지만, 치료 효과가 보장되지 않으며 예상치 못한 부작용이 발생할 가능성도 있습니다.

- 신약이 기존 치료보다 우수하다는 보장은 없습니다.
- 부작용이 발생할 가능성이 있으며, 일부 부작용은 심각할 수 있습니다.

- 임상시험 참여 후 치료 경과에 대한 지속적인 관찰과 검사가 필요합니다.

그럼에도 불구하고, 임상시험은 간암 환자들에게 새로운 치료법을 경험할 수 있는 중요한 기회가 될 수 있습니다. 따라서 자신의 건강 상태와 임상시험 참여로 얻을 수 있는 이점과 위험을 충분히 고려하여 신중하게 결정하는 것이 필요합니다.

2025년 1월 기준 국내 모집 중인 간세포암종 임상연구 목록

임상단계	제품명	임상시험명	대상자수 (국내)	예상기간
1상	MT-303	간세포암종을 포함한 진행성 또는 전이성 GPC3 발현 암이 있는 성인을 대상으로 MT-303의 안전성, 약동학, 약력학, 예비 유효성을 조사하기 위한 제1상, 공개, 최초 인체 적용, 용량 승량 임상시험	48(20)	2024.11 ~ 2027.07
1상	ETN101	진행성 간세포암종 환자를 대상으로 ETN101의 안전성, 내약성 및 약동학적 특성을 평가하기 위한 공개, 다기관, 용량 증량, 제1상 임상시험	30(30)	2023.10 ~ 2026.10
연구자 임상시험	티쎈트릭주, 아바스틴주	국소 진행성 간세포암종 환자에서 선택적 내부 방사선요법(SIRT-Y90) 후 위약 대비 선택적 내부 방사선요법(Y-90 수지 미소구체) 후 아테졸리주맙 + 베바시주맙의 안전성 및 유효성을 비교하기 위한 다국가, 이중 눈가림, 위약 대조, 평행 무작위 배정군, 제2상 임상시험	176(45)	2023.07 ~ 2025.12

1/2상	아테졸리주맙, 베바시주맙, 티라고루맙, 토벰스토미그	외과적으로 절제 가능한 간세포암종 환자에서 신보조 면역요법 병용의 유효성 및 안전성을 평가하는 제Ib/2상, 공개, 다기관, 무작위배정 플랫폼 시험 (MORPHEUS-NEO HCC)	150(15)	2023.11 ~ 2028.06
1/2상	GI-102	진행성 또는 전이성 고형암 시험대상자를 대상으로 CD80-IgG4 Fc-IL-2v 이중특이적 융합 단백질인 GI-102 단일 요법 및 GI-102와 기존 항암 치료, pembrolizumab 또는 trastuzumab deruxtecan(T-DXd) 병용요법의 안전성, 내약성, 약동학 및 항종양 효과를 평가하기 위한 제1/2상, 공개, 다기관, 용량 증량 및 확장 임상시험 (KEYNOTE-G08)	358(251)	2022.12 ~ 2027.12
1상	EU307	표준요법에 실패한 GPC3 양성인 진행성 간세포암종 환자에서 자가 혈액 유래 글리피칸3(GPC3) 표적 CAR-T 세포치료제인 EU307 투여 시의 안전성, 내약성 및 예비적 유효성을 평가하기 위한 용량증량, 단일군, 공개, 제1상 임상시험	12(12)	2023.03 ~ 2025.03
1/2상	Q702, 키트루다주	선정된 진행성 고형암 환자에서 Q702와 정맥주사 펨브롤리주맙의 병용투여에 대한 제Ib/2상, 공개라벨 시험	142(100)	2022.10 ~ 2026.06
연구자 임상시험	티센트릭주	전신치료를 경험하지 않은 문맥혈관 침범 진행성 간세포암에서 아테졸리주맙(atezolizumab, Tecentriq®)/베바시주맙(bevacizumab, Avastin®)과 양성자치료의 병합 치료에 대한 제2상 연구: PORTAL 연구	64(64)	2022.09 ~ 2025.12

4. 간암의 치료

3상	더발루맙	국소국부 간세포암 환자를 대상으로 경동맥화학색전술(TACE)과 동시에 투여하는 durvalumab+tremelimumab ± lenvatinib 병용요법을 TACE 단독치료와 비교 평가하는 제3상, 무작위배정, 공개라벨, 의뢰자 눈가림, 다기관 임상시험 (EMERALD-3)	725(50)	2022.03 ~ 2027.03
2상	Belzutifan (MK-6482)	여러 고형종양을 대상으로 belzutifan과의 병용요법으로 투여되는 pembrolizumab+lenvatinib의 유효성과 안전성을 평가하기 위한 라벨 공개, 다기관, 제2상 임상시험	120(12)	2021.11 ~ 2026.07
연구자 임상시험	아바스틴, 디쎈드릭	고위험 절제 가능 간세포암종 또는 잠재적으로 절제 가능한 간세포암종 환자에서 선행항암화학요법으로서의 티쎈트릭과 아바스틴의 효능과 동적인 면역미세환경 변화	45(45)	2021.08 ~ 2029.12
1b	아테졸리주맙, 베바시주맙, 티라고루맙, 토실리주맙, TPST-1120, RO7247669, ADG126	진행성 간세포암종 환자를 대상으로 여러 면역요법 기반 병용요법의 유효성과 안전성을 평가하는 제Ib/2상, 공개, 다기관, 무작위배정 포괄 임상시험(모르페우스-간)	400(62)	2020.09 ~ 2026.03

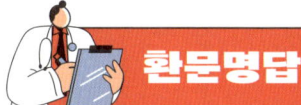

- 임상시험은 간암 환자들에게 신약이나 새로운 치료법을 접할 기회를 제공합니다.
- 모든 환자가 임상시험에 참여할 수 있는 것은 아니며, 병기, 건강 상태, 이전 치료 경험 등을 고려해야 합니다.
- 임상시험은 단계별로 진행되며, 치료 효과와 안전성을 확인하는 과정에서 부작용 발생 가능성도 존재합니다.
- 참여를 희망하는 경우 주치의와 상담하거나 한국임상시험참여포털을 통해 모집 중인 임상시험 정보를 확인할 수 있습니다.
- 신약이 기존 치료보다 우수하다는 보장은 없으며, 예상치 못한 부작용이 발생할 가능성이 있어 신중한 결정이 필요합니다.

5
간암 치료 후 경과와 재발 가능성

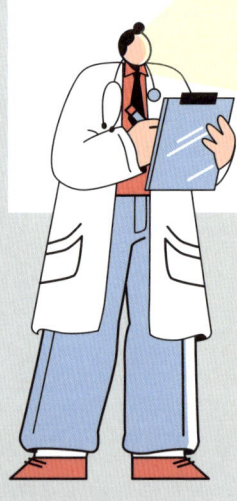

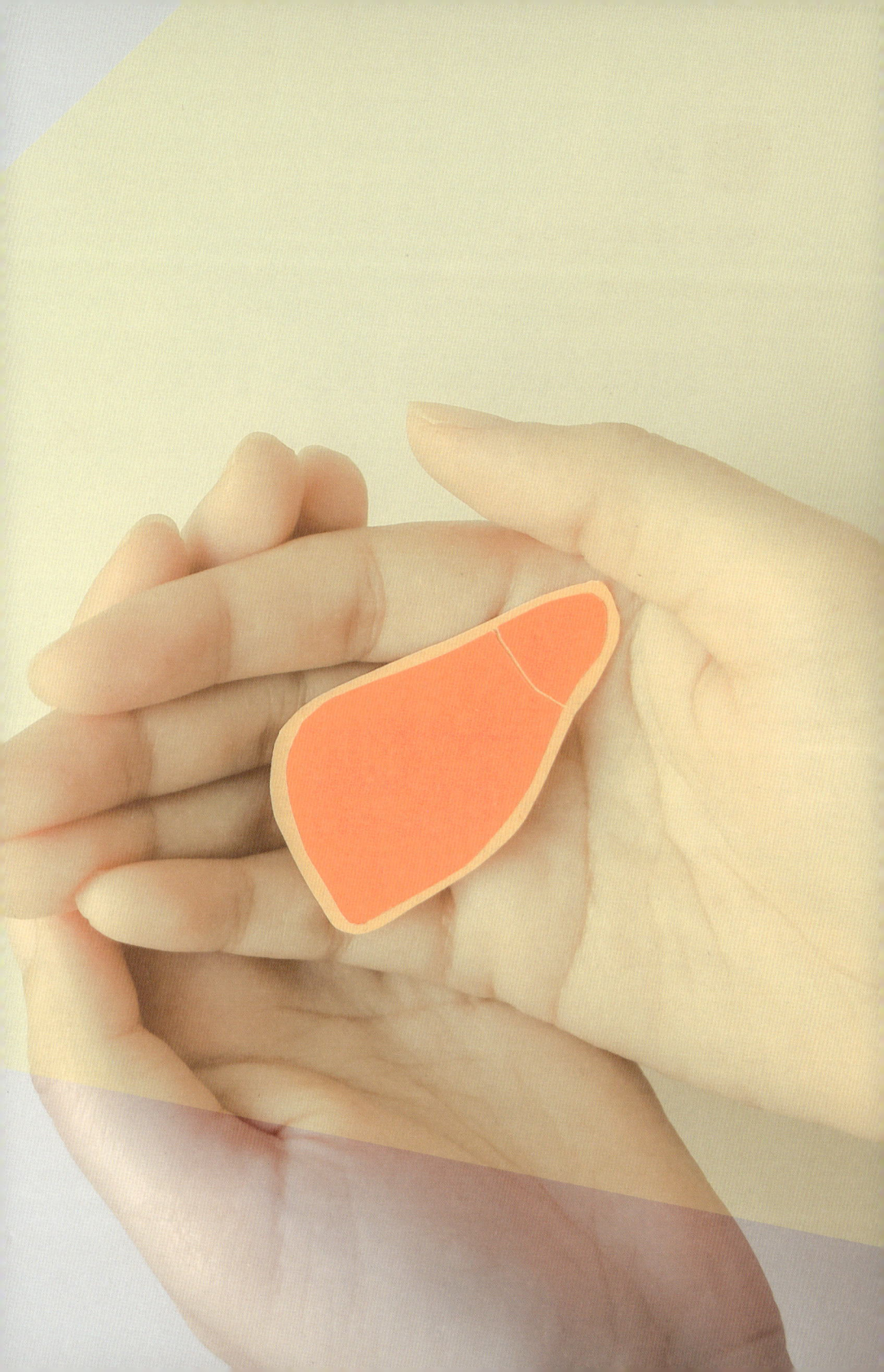

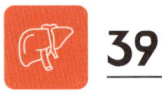

39

간암 치료를 받으면 완치되나요?

진단을 받았을 때, 환자와 보호자가 가장 궁금해하는 질문 중 하나는 "치료를 받으면 완치될 수 있을까?"입니다. 이는 암의 병기(단계)와 치료 방법에 따라 답이 달라질 수 있습니다.

간암의 경우, 초기 1기 및 2기에 해당하면 간절제, 고주파열치료술, 극초단파열치료술 등 국소치료를 통해 완치를 기대할 수 있습니다. 이러한 치료법은 근치적 치료에 해당하며, 조기에 발견된 간암은 치료 효과가 높습니다.

반면, 3기 및 4기의 진행된 간암은 절제가 어려운 경우가 많습니다. 이 단계에서는 주로 경동맥화학색전술, 전신항암제, 체외 방사선치료 등을 시행하며, 치료의 목표는 간암의 진행을 억제하고 조절하는 데 있습니다.

간절제를 받지 못할 정도로 간암이 진행되었다면 더 이상 치료를 받기 힘든가요?

아닙니다. 간절제가 어려운 간암 환자들은 비수술적 치료를 통해 병을 조절하거나 완치 가능성을 높일 수 있습니다. 대표적인 치료법으로는 경동맥화학색전술, 전신항암제, 방사선치료 등이 있습니다.

비록 현재 상태에서 간절제가 어려울 정도로 진행된 간암 환자라 하더라도 경동맥화학색전술, 표적항암제 및 면역항암제를 활용한 치료를 통해 병기가 낮아지면 간절제나 간이식이 가능해지는 경우도 있습니다.

따라서 수술이 어렵다고 해서 반드시 치료를 포기할 필요는 없습니다. 환자의 상태에 따라 적절한 치료법을 선택하고, 적극적으로 치료를 받는 것이 중요합니다.

시술을 여러 번 해야 한다는데 완치가 될 수 있는 건가요?

간암 치료에서 경동맥화학색전술이나 전신항암제 치료는 한 번의 치료로 끝나지 않는 경우가 많습니다.

- **경동맥화학색전술:** 암 조직으로 가는 혈류를 차단하고 항암제를 투여하는 시술로, 일정 기간마다 반복 시행하여 종양을 지속적으로 억제하는 것이 중요합니다.
- **전신항암제 치료:** 면역항암제 및 표적항암제를 통한 치료로서, 간

암이 더 이상 진행되지 않도록 유지하며, 더 나아가 암세포의 사멸을 유도하는 치료입니다.

비록 여러 번의 치료가 필요할 수 있지만, 치료를 지속할 경우 간암의 크기가 작아지거나 병기가 낮아져 결국 간절제나 간이식이 가능해지는 사례도 있습니다. 또한, 새로운 치료법들이 계속 발전하면서 장기 생존율이 점차 증가하고 있습니다. 따라서 한 번의 치료로 완치를 기대하기 어렵더라도 꾸준한 치료를 통해 생존율을 높이고 병의 진행을 억제하는 것이 핵심입니다.

병기별 생존율

간암의 병기에 따라 생존율은 큰 차이를 보입니다. 근치적 치료가 가능한 1기와 2기의 5년 생존율(1기 74.0%, 2기 59.1%)은 3기(29.5%) 및 4기(4기 A 9.3%, 4기 B 2.0%)와 비교하여 상당히 높습니다. 간암 수술 후 생존율에 관한 연구에 따르면, 수술 전에 다른 치료를 받지 않은 단일 간암 환자에서 간절제 후 5년 생존율은 약 79%에 달합니다. 또한, 고주파열치료술을 받은 환자 중 간 기능이 양호하고 간암의 크기가 2cm 이하였을 경우, 5년 생존율은 65~70%로 보고되었습니다. 크기가 2~5cm인 경우 5년 생존율은 50% 내외로 감소합니다.

수술이 어려운 간암 환자에게 시행하는 경동맥화학색전술을 받은 간암 환자들의 5년 생존율은 약 32.4%로, 간절제나 고주파열치료술을 받은 환자들보다 낮은 편입니다. 전신항암제 치료의 경우,

절제 불가능한 간암 환자에서 주로 사용되며, 각 약제의 객관적 반응률은 10~30%이며, 중앙 전체 생존 기간은 10.7개월에서 19.2개월로 보고되고 있습니다.

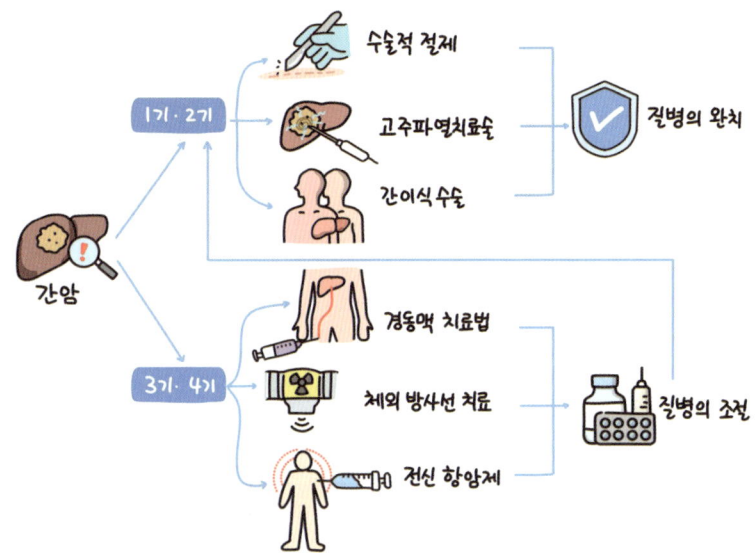

진행된 간암의 치료 가능성

그렇다면 초기에 간암을 발견하지 못하고 진행된 상태라면 치료를 포기해야 할까요? 최근 방사선치료 및 전신항암제의 발전으로 인해 진행된 병기에서도 근치적 치료에 근접하는 치료 성과를 보이는 사례가 증가하고 있습니다.

- 저분할방사선치료, 정위체부방사선치료, 입자방사선치료 등의 기술이 발전하면서, 5년 국소 제어율이 69~97% 및 생존율이

43~78%로 크게 향상되었습니다.
- 다양한 면역항암제 및 표적항암제의 개발로 인해 다양한 병용 요법이 가능해졌으며, 이를 통해 간암 3기 및 4기에서도 완치 사례가 보고되고 있습니다.
- 일부 진행된 간암 환자들도 치료를 통해 병기를 낮추고, 결국 간절제, 고주파열치료술, 간이식 등의 근치적 치료를 받을 수 있는 사례가 증가하고 있습니다.

따라서 치료를 포기하지 않고, 적극적으로 치료를 받는 것이 중요합니다.

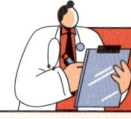 **환문명답**

- 간암의 완치 가능성은 병기에 따라 다르며, 조기 진단이 무엇보다 중요합니다.
- 1기와 2기의 경우 근치적 치료로 완치를 기대할 수 있으며, 5년 생존율이 50~79%에 달합니다.
- 3기 및 4기 간암도 치료를 통해 병기를 낮추고, 근치적 치료가 가능해지는 경우가 있습니다.
- 방사선치료, 면역항암제, 표적항암제 등 치료 기술의 발전으로 진행성 간암의 치료 효과도 향상되고 있습니다.
- 한 번의 치료로 완치를 기대하기 어려워도, 지속적인 치료를 통해 병을 조절할 수 있습니다.

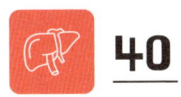 **40**

간암 완치 판정을 받았는데, 재발할 수 있나요?

간암 치료를 성공적으로 마치고 완치 판정을 받았더라도, 많은 환자들이 "혹시 다시 재발하지 않을까?", "완치된 이후에도 정기 검사를 받아야 할까?" 하는 걱정을 합니다. 실제로 간암은 재발률이 높은 암 중 하나이며, 치료 후에도 지속적인 관리가 필요합니다.

지난번 치료가 잘 되었다는데, 왜 재발하나요?

간암 환자의 대부분은 만성 B형·C형간염, 알코올 연관 간질환, 지방간염 등과 같은 만성 간질환을 동반하고 있습니다. 만성 간질환으로 인한 간경변증을 가진 경우 매년 2~4%의 비율로 간암이 발생할 가능성이 있으며, 간암 환자의 약 80~90%가 기저질환으로 간경변증을 가지고 있습니다.

이러한 이유로 간암이 간절제나 국소치료로 성공적으로 제거되었다 하더라도, 만성 간염이나 간경변증과 같은 간질환 자체가 새로운 간암의 발생 원인이 될 수 있습니다. 또한, 치료 후 원발암의 잔존이나 전이에 의해 재발할 가능성도 존재합니다. 연구 결과에 따르면, 간암 치료 후 첫 2년 이내 재발률은 약 30%, 5년 이내 재발률은 88%에 달하는 것으로 보고되고 있습니다. 이러한 높은 재발률은 간암의 예후를 결정짓는 주요 요인 중 하나입니다.

따라서 간암의 발생과 재발 위험을 줄이기 위해서는 치료 후 재발 방지를 위한 노력뿐만 아니라, 초기 단계에서 만성 간질환의 원인을 정확히 파악하고 이를 체계적으로 관리하는 것이 매우 중요합니다.

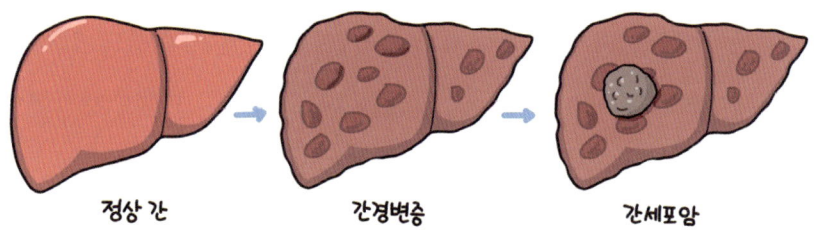

간암 수술 후 재발 가능성은 어느 정도인가요?

간절제는 간암 치료의 주요 방법 중 하나로, 수술 가능한 상태의 환자들에게 효과적인 치료법으로 여겨집니다. 그러나 수술 후 재발률이 높은 점은 여전히 큰 도전 과제로 남아 있습니다. 연구에 따르면, 병변의 크기가 작더라도 수술 후 5년 이내 재발률이 60%를 넘는 것으로 보고되고 있습니다. 재발의 대부분은 간내에서 발생하며, 특히 수술 후 첫 2년 이내에 발생하는 경우가 많습니다. 또한, 첫 번째 재발을 성공적으로 치료한 환자들 중에서도 약 50~70%가 두 번째 재발을 경험할 수 있습니다.

재발 위험 요인은 크게 종양 관련 요인과 환자 관련 요인으로 나눌 수 있습니다. 종양과 관련된 요인으로는 공격성을 가진 종양, 5cm 이상의 큰 종양, 다발성 종양, 혈관 및 미세 림프관 침범, 그리고 높은 종양표지자 수치 등이 포함됩니다. 환자 관련 요인으로는 간경변증의 중증도가 재발 위험에 영향을 줄 수 있습니다.

그럼에도 불구하고, 간절제 이후 생존율은 과거에 비해 비약적으로 향상되고 있습니다. 1980년 이전에는 5년 생존율이 10.4%, 1980년대에는 3년 생존율이 11.2~31%에 불과했으나, 1990년대 이후로는 5년 생존율이 28~74.4%까지 증가했습니다. 최근 자료에 따르면, 수술 전 다른 치료를 받지 않은 단일 간암 환자의 경우 간절제 후 5년 생존율이 약 79%에 이르게 되었습니다. 따라서 간 기능이 양호하고 종양이 수술 가능한 상태라면, 간절제는 주치의와 논의하여 신중히 고려할 만한 우수한 치료법입니다.

재발이 발생한 경우에는 재발 시점뿐만 아니라, 간외 전이 여부, 재발한 암의 크기와 개수 같은 여러 요인이 생존 기간에 중요한 영향을 미칠 수 있습니다. 이에 따라 정기적인 추적 검사를 통해 재발을 조기에 발견하고 적절히 치료하는 것이 생존율을 향상시키는 데 큰 역할을 할 수 있습니다.

간이식을 하고 나서도 간암이 재발하나요?

간이식은 간암뿐만 아니라 기저 간질환까지 치료할 수 있는 최적의 치료 전략으로 여겨집니다. 간이식 후 5년 생존율은 약 80%, 중앙 생존 기간은 10년에 이르는 것으로 보고됩니다. 하지만 간이식 후에도 15~20%의 환자에서 간암 재발이 발생할 수 있습니다. 반면, 간절제나 수술을 받은 경우 5년 재발률이 50~60%에 이르므로, 간이식 후 재발률은 상대적으로 낮은 편입니다.

간이식 후 75% 이상의 재발이 첫 2년 내에 발생하며, 재발 시 중앙 생존 기간은 7~16개월로 예후가 불량한 경우가 많습니다. 따라서 간이식 후에도 정기적인 검사와 면밀한 모니터링이 필수적이며, 재발을 조기에 발견하고 적극적인 치료 전략을 수립하는 것이 중요합니다.

간절제와 간이식 후 재발 차이점

	간절제 후 재발	간이식 후 재발
흔한 재발 부위	주로 간내 국소 재발	간외 전이 (폐, 간, 뼈, 림프절, 부신)
재발률	5년 이내 50~60%	5년 이내 15~20%
재발 후 진행 속도	상대적으로 완만	상대으로 빠르게 확산, 악화 가능성 높음

- 간암이 간절제나 국소치료를 통해 성공적으로 치료되었더라도, 만성 간염이나 간경변증이 남아 있다면 재발할 가능성이 있습니다.
- 간암 치료 후 첫 2년 내 재발률은 약 30%, 5년 내 재발률은 88%까지 증가하는 것으로 보고되고 있습니다.
- 간절제는 간암의 효과적인 치료법이지만, 병변의 크기가 작더라도 수술 후 5년 내 60% 이상의 환자에서 재발이 발생할 수 있습니다.
- 간이식 후 재발률은 간절제나 소작술에 비해 낮은 15~20%이며, 재발이 발생한 경우 간외 장기로 빠르게 확산될 위험이 있습니다.
- 간암 치료 후 재발이 발생하였다 하더라도 꾸준한 치료와 적극적인 관리를 통해 장기 생존이 가능할 수 있습니다.
- 간암 치료 후 재발의 가능성은 여전히 큰 도전 과제이지만 과거에 비해 생존율은 비약적으로 향상되고 있으며 다양한 치료법이 제시되고 있습니다.

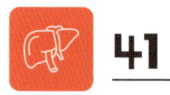

41
간암 재발을 예방하려면 어떻게 해야 하나요?

간암 치료 후 재발을 방지하기 위해서는 크게 두 가지 방법이 있습니다.

첫 번째 방법: 병든 간을 치료하고 관리하는 것

간암은 손상된 간에서 발생하는 질환이므로, 간 상태를 개선하는 것이 재발 예방의 핵심입니다.

우선, 간질환의 주요 원인 중 하나인 음주를 줄이거나 완전히 끊는 것이 중요합니다. 특히, 알코올과 관련된 간암이 발생한 경우 반드시 금주를 실천해야 하며, 필요할 경우 금주를 돕는 약물 치료나 상담 치료를 병행할 수 있습니다.

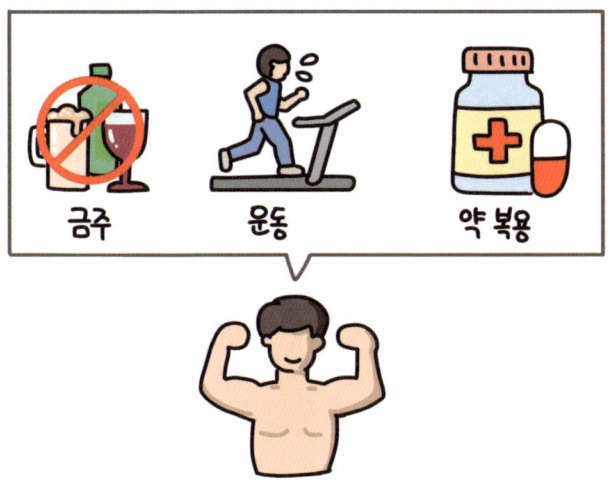

    또한, 비만이나 대사질환으로 인한 지방간이 간암의 원인이라면, 건강한 식습관과 규칙적인 운동을 통해 체중을 감량하는 것이 필요합니다. 이는 간의 지방 침착을 줄이고 염증 반응을 완화하여 간암 재발 위험을 낮추는 데 도움이 됩니다. 이와 함께 고혈압, 당뇨병, 고지혈증과 같은 기저질환을 적극적으로 관리하는 것도 중요합니다.

    만성 B형·C형간염이 있는 환자는 항바이러스 치료를 통해 재발 위험을 최대한 억제할 수 있습니다.

- 만성 B형간염 환자는 경구 항바이러스제(예: 엔테카비르, 테노포비르 등)를 복용하여 바이러스의 활동성을 억제함으로써 간암 재발 위험을 줄일 수 있습니다.
- 만성 C형간염 환자는 직접 작용 항바이러스제(DAA)를 통해 완치를 목표로 치료를 받아야 하며, 이를 통해 간의 염증을 줄이고 간

5. 간암 치료 후 경과와 재발 가능성

암 발생 가능성을 줄일 수 있습니다.

이외에도, 자가면역 간질환이나 유전 질환이 간암의 원인으로 확인된 경우, 적절한 치료를 시행하는 것이 필요합니다. 자가면역 간질환 환자는 면역억제 치료를 통해 간의 염증을 억제해야 하며, 유전 질환이 있는 경우 각 질환에 맞는 약물 치료와 식이 조절을 병행하여 간 기능을 보호할 수 있습니다.

위에서 언급한 다양한 방법들은 모두 손상된 간을 치료하고 관리하여 간암의 재발 위험을 장기적으로 낮추는 데 중요한 역할을 합니다. 산암은 단 한번의 치료로 끝나는 질환이 아니므로, 지속적인 관리와 예방 노력이 필수적이라는 점을 염두에 두어야 합니다.

두 번째 방법: 눈에 보이지 않는 미세 암세포 관리

간암을 완전히 제거하거나 파괴했다고 하더라도, 영상검사에서 보이지 않는 미세 암세포가 남아 있을 가능성이 있습니다. 이는 간암뿐만 아니라 대부분의 암에서 단기간 내 재발을 유발하는 주요 원인입니다. 이를 예방하기 위해 항암 치료 및 방사선치료를 포함한 다양한 보조 치료법이 시도되었습니다.

그러나 간암의 경우, 간절제 또는 소작술 후 재발을 방지하는 데 효과가 입증된 치료법은 현재까지 면역치료(CIK 세포치료)가 유일합니다. 국내에서 진행된 3상 임상시험 결과에 따르면, 환자 본인의 혈액에서 면역 세포를 추출한 후 이를 면역학적으로 활성화하여 다시 주입했을 때, 간암 재발 위험도와 사망 위험이 유의미하게 감소하는 것으로 나타났습니다. 그러나 면역치료(CIK 세포치료)는 비용이 높아 아직까지 널리 적용되는 데 한계가 있습니다.

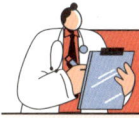 **환문명답**

- 간암 치료 후에도 재발 위험이 높기 때문에 병든 간을 지속적으로 치료하고 관리하는 것이 중요합니다.
- 음주를 줄이거나 완전히 끊고, 지방간을 예방하며, 고혈압, 당뇨병, 고지혈증 같은 기저질환을 적극적으로 관리해야 합니다.
- 만성 B형·C형간염이 있는 환자는 항바이러스제를 복용하여 재발 위험을 낮출 수 있습니다.
- 자가면역 간질환이나 유전 질환이 확인된 경우, 적절한 치료를 통해 간 기능을 보호해야 합니다.
- 눈에 보이지 않는 미세 암세포가 남아 있을 가능성이 있기 때문에, 간절제 또는 소작술 후에도 면역치료를 고려할 수 있습니다.
- 면역치료(CIK 세포치료)는 간암 재발 및 사망 위험을 줄일 수 있으나, 고비용으로 인해 적용에 제한이 있을 수 있습니다.
- 간암은 치료 후에도 지속적인 관리와 정기적인 검진이 필수적입니다.

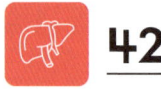 **42**

간암 치료 후 면역치료를 받아도 되나요?

어떤 치료를 선택할 때 가장 중요한 요소는 치료 효과, 안전성, 그리고 비용 대비 효과입니다. 치료 효과가 입증되지 않은 경우 해당 치료를 시행하지 않는 것이 바람직하며, 효과가 있더라도 부작용이 심각하여 치료로 인한 이득을 상쇄하는 경우에는 추천하기 어렵습니다. 또한, 치료 효과가 크더라도 비용이 지나치게 높다면 적용이 어려울 수 있습니다. 이러한 점을 고려하여, 간암 치료 후 면역치료의 필요성과 효과를 살펴보겠습니다.

면역치료의 종류와 효과

간암에서 치료 효과가 입증된 면역치료는 크게 두 가지로 나눌 수 있습니다.

- 면역세포치료제(CIK 세포치료)
- 면역관문억제제(면역항암제)

CIK 세포치료

사이토카인 유도 살해세포(cytokine-Induced killer cell, CIK) 치료제는 환자의 혈액을 채취하여 체외에서 특수 배양한 후 다시 투여하는 방식입니다. 이를 통해 몸속에 남아 있는 간암세포를 제거하여 재발을 줄이는 역할을 합니다.

무작위 배정 연구에서 CIK 세포치료가 1기 또는 2기 간암 환자 중 근치적 치료(수술, 고주파열치료술, 경피적 에탄올주입술 등)를 받은 환자에게 효과적임이 확인되었습니다.

- 재발 또는 사망 위험이 37% 감소
- 전체 사망 위험이 79% 감소
- 총 치료 기간은 12개월이며, 효과는 최소 9년까지 유지
- 중대한 부작용 발생률이 일반 환자와 유의미한 차이를 보이지 않음

CIK 세포치료는 비용 대비 효과가 우수한 것으로 평가되지만, 현재 건강보험이 적용되지 않아 치료 비용이 높다는 점이 제한 요소입니다.

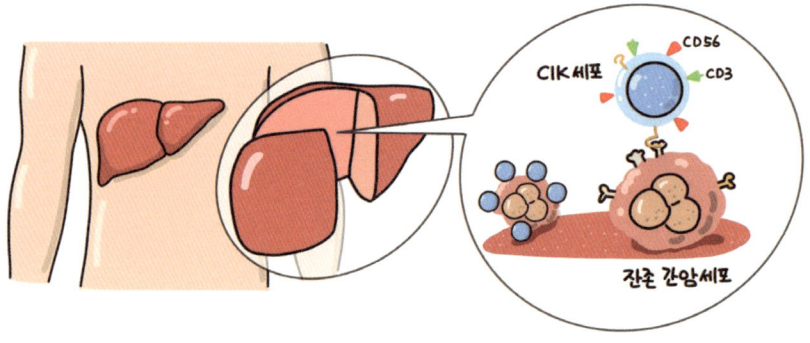

면역관문억제제

한편, 면역관문억제제로 불리는 면역항암제(아테졸리주맙, 펨브롤리주맙, 니볼루맙, 트레멜리무맙, 더발루맙 등)는 근치적 치료가 어려운 진행성 간암에서 생존 기간을 연장하는 효과가 입증되었습니다. 그러나 이러한 약물들은 완치를 목표로 한 치료 후 재발을 줄이는 효과는 아직 증명되지 않았습니다.

최근 아테졸리주맙(면역항암제)과 베바시주맙(혈관생성억제제)을 함께 사용하는 대규모 임상시험에서도, 수술이나 고주파열치료술 후 간암의 재발을 줄이는 효과가 없다는 것이 확인되었습니다. 또한, 치료 과정에서 중대한 부작용이 발생할 가능성도 문제점으로 지적되었습니다.

따라서, 이들 면역항암제는 진행성 간암에서만 사용해야 하며, 완치를 목표로 치료를 받은 환자가 재발을 막기 위해 사용하는 것은 적절하지 않습니다.

이처럼, 면역치료는 각각의 효과가 입증된 경우에만 안전하게 사용할 수 있습니다.

- CIK 세포치료는 수술이나 고주파열치료술을 받은 초기 간암 환자의 재발을 줄이는 데 도움이 될 수 있습니다.
- 면역관문억제제는 진행성 간암 환자의 생존 기간을 연장하는 용도로 사용해야 합니다.

이외에도 효과가 증명되지 않은 면역치료는 신중하게 고려해야 하며, 무분별한 사용은 피하는 것이 좋습니다.

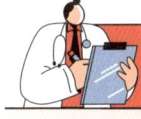

환문명답

- CIK 세포치료는 초기 간암 환자에서 재발을 줄이는 효과가 입증된 유일한 면역치료입니다.
- 면역관문억제제(면역항암제)는 진행된 간암 환자의 생존 기간 연장 목적으로만 사용해야 합니다.
- 완치 후 재발 방지를 위한 면역관문억제제 사용은 효과가 증명되지 않았으며, 추천되지 않습니다.

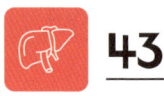

43

간암이 재발했다고 해요. 어떻게 하죠?

간암 재발 소식은 환자와 가족에게 큰 충격을 줄 수 있습니다. 하지만 중요한 것은 당황하지 않고 현재 상황을 정확히 파악하는 것입니다. 간암 재발은 치료 과정에서 발생할 수 있는 일이지만, 모든 재발이 생존율을 급격히 낮추는 것은 아닙니다.

재발의 유형과 치료 가능성에 따라 예후가 다를 수 있으며, 조기에 발견하여 적절한 치료를 받으면 생존율을 높일 수 있습니다. 특히 국소 재발의 경우 적극적인 치료를 통해 장기 생존도 가능할 수 있으므로, 정기적인 검진과 조기 치료가 매우 중요합니다.

간암 재발의 유형과 치료 방향

간암이 재발했을 때 재발의 범위와 진행 정도를 정확히 파악하는 것이 중요합니다.

간암 재발은 크게 두 가지 유형으로 나뉩니다.

1. 국소 재발(간내 재발)
- 기존의 간암이 치료된 부위에서 다시 자라거나, 간내 다른 부위에서 새로운 병변이 발생한 경우

2. 원격 전이(다른 장기로 퍼진 경우)
- 간암이 폐, 뼈, 림프절 등 다른 장기로 전이된 경우

환자의 전반적인 건강 상태, 재발 부위, 간 기능 상태 등을 고려하여 치료 방법을 결정합니다.

간암 재발 시 가능한 치료법

간암이 재발했을 때는 환자의 상태에 따라 맞춤형 치료를 진행하는 것이 중요합니다.

1. 간절제
- 재발한 간암이 간내에 국한되어 있고, 남아 있는 간이 충분한 기능을 유지할 수 있다면 재절제술(간의 일부를 다시 절제하는 수술)이 고려될 수 있습니다.

- 재발한 간암이 다른 장기로 전이된 경우라도 그 범위가 국소적으로 제한되어 있고 간절제가 가능한 경우에는 일부 수술이 고려될 수 있습니다.

2. 간이식
- 간 전체를 교체하는 방법으로, 일부 환자들에게 적합할 수 있습니다.
- 기증자의 문제와 면역억제 치료의 필요성 때문에 신중한 결정이 필요합니다.

3. 국소치료
- 간내 국소 재발의 경우, 고주파열치료술, 경동맥화학색전술, 방사선치료와 같은 방법이 효과적일 수 있습니다.

4. 전신치료(면역치료, 표적치료제 등)
- 재발한 간암이 다른 장기로 전이되고 국소적 범위를 벗어난 경우, 면역치료제나 표적치료제를 포함한 전신 항암 치료를 고려할 수 있습니다.

간암 재발 후 마음가짐과 대처 방안

간암 재발 소식은 누구에게나 두렵고 힘든 일이지만, 최근 치료법의 발전으로 재발 후에도 충분한 치료 기회가 있습니다. 치료 결정 과정에서 신뢰할 수 있는 의료진과 상담하고 가족의 지지를 받는 것이 중요합니다. 또한, 같은 경험을 한 환우들과 환우 모임이나 온라인 커뮤니티를 통해 정보를 공유하고 심리적 지지를 받을 수도 있습니다. 필요하다면 정신 건강 전문가의 상담을 받는 것도 좋은 방법입니다.

간암 재발 이후의 치료 과정은 힘든 여정이 될 수 있지만, 적극적인 치료와 꾸준한 관리를 통해 극복할 수 있습니다. 현재 의료 기술로도 다양한 치료 방법이 존재하므로, 포기하지 말고 의료진과 함께 최선의 방법을 찾아가는 것이 중요합니다. 무엇보다 환자와 가족이 함께 긍정적인 마음을 유지하며 치료에 임하는 것이 큰 힘이 될 것입니다.

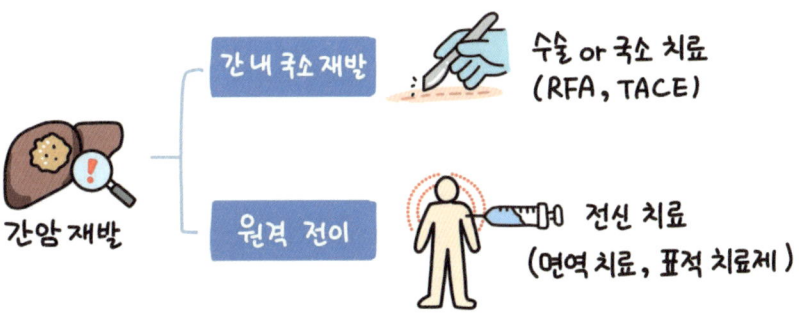

간암 재발에 따른 치료법 비교

치료법	적용 대상	장점	단점
수술 (간절제, 간이식)	국소 재발 환자, 간 기능이 유지되는 경우	근본적인 치료 가능	간 기능 저하시 재절제술 어려움
고주파열치료술 (RFA)	작은 국소 재발 환자	최소 침습적, 빠른 회복	크기가 큰 종양 에는 부적합
경동맥화학색전술 (TACE)	간내 국소 재발	암세포 성장을 억제	반복 치료 필요 가능성
전신치료 (면역치료, 표적치료제)	원격 전이 환자	전신적인 치료 가능	부작용 가능성

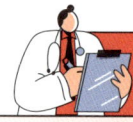

환문명답

- 간암이 재발했다고 해서 반드시 예후가 나쁜 것은 아닙니다. 조기에 발견하여 적극적인 치료를 받으면 장기 생존도 가능합니다.
- 재발한 간암의 치료는 국소치료(수술, 고주파열치료술, 색전술, 방사선치료)부터 전신치료(면역치료, 표적치료제)까지 다양하게 진행됩니다.
- 환자와 가족은 의료진과 충분히 논의하여 최적의 치료 방법을 결정하는 것이 중요합니다.
- 심리적인 부담이 크다면, 환우 모임이나 정신 건강 전문가의 도움을 받아 정서적 지지를 받는 것이 좋습니다.

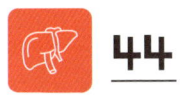

44

간암 치료 중 다른 장기에 전이가 되었습니다. 어떻게 해야 하나요?

간암은 조기에 발견하고 적절한 치료를 받으면 관리가 가능하지만, 일부 환자에서는 간암이 다른 장기로 전이되는 경우가 발생할 수 있습니다. 이러한 경우에는 정확한 진단을 받고, 다학제적 치료 접근을 통해 환자에게 최적의 치료 방법을 결정하는 것이 중요합니다. 먼저, 전이가 의심되는 경우에는 전이 범위와 위치를 파악하기 위해 정확한 진단이 필요합니다. 이를 위해 다음과 같은 검사가 시행될 수 있습니다.

- **영상검사**: CT(전산화단층촬영), MRI(자기공명영상), PET(양전자방출단층촬영), bone scan(뼈스캔) 등을 통해 전이된 부위를 확인할 수 있습니다.
- **조직 검사**: 영상검사만으로 진단이 명확하지 않을 경우, 조직 검

사를 통해 전이를 확진할 수 있습니다.

전이되었을 때 나타날 수 있는 증상

간암이 다른 장기로 전이되었을 때 전이된 부위에 따라 다양한 증상이 나타날 수 있습니다.

- **폐 전이**: 지속적인 기침, 호흡곤란, 흉통 등이 발생할 수 있습니다.
- **뼈 전이**: 뼈의 통증, 압박 골절(척추골절 포함)이 발생할 수 있으며, 심한 경우 보행이 어려워질 수 있습니다.
- **림프절 전이**: 목이나 겨드랑이, 복부 등에 종괴(멍울)가 만져질 수 있습니다.
- **뇌 전이**: 두통, 어지러움, 구토, 시야 장애, 신경학적 이상 증상이 나타날 수 있습니다.

이러한 증상이 나타나는 경우, 전이에 대한 평가가 반드시 필요하며, 조기에 진단하고 치료하는 것이 중요합니다. 특히 뼈 전이로 인해 발생하는 통증이나 골절의 위험이 있는 경우, 방사선치료나 수술적 치료가 필요할 수 있습니다.

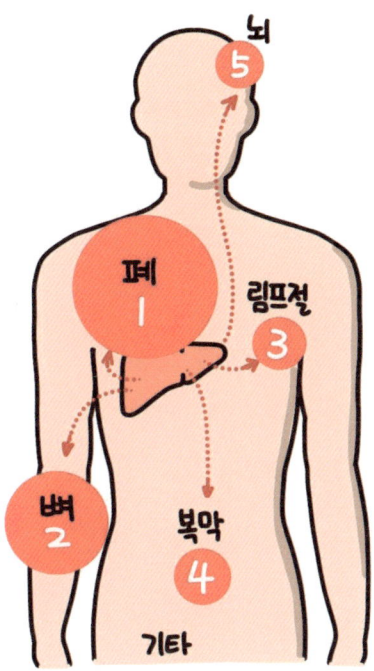

간암의 장기별 전이율

다른 장기로 전이된 간암은 어떤 방법으로 치료하나요?

전이된 간암의 치료는 전신치료(항암 치료)를 기본으로 하며, 필요에 따라 방사선치료나 수술적 치료를 병행할 수 있습니다.

1. 전신 항암 치료

- **표적항암제**: 소라페닙, 렌바티닙
- **면역항암제 병용요법**: 아테졸리주맙(면역관문억제제) + 베바시주맙(혈관생성 억제제)

2. 국소치료(전이 부위에 대한 치료)

- **방사선치료:** 간문맥 종양 혈전증, 뇌, 폐, 뼈, 림프절 등 전이된 부위에 적용
- **간절제:** 전이된 부위가 국한된 경우, 일부 환자에서 고려 가능

3. 완화 치료

- 전이 부위로 인한 통증 관리
- 뼈 전이가 있는 경우 골절 예방 및 치료를 위한 방사선치료 또는 수술
- 호흡곤란이나 신경학적 이상 증상 등 환자의 불편함을 줄이기 위한 맞춤형 치료

전이된 간암의 치료는 환사의 상태에 따라 치료 방법이 변경되거나 추가될 수 있으며, 치료 반응을 지속적으로 평가하면서 최적의 치료 방법을 찾아가게 됩니다.

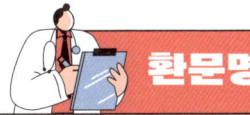 **환문명답**

- 폐, 뼈, 림프절, 뇌 전이 시 각각의 증상이 나타날 수 있으며, 이러한 증상이 발생하면 전이에 대한 평가와 적절한 치료가 필요합니다.
- 전이가 의심되면 CT, MRI, PET, bone scan 등의 검사를 통해 정확한 평가가 필요합니다.
- 전이된 간암은 환자의 상태에 따라 전신 항암 치료와 국소치료(방사선치료, 수술 등)를 병행할 수 있습니다.
- 전이 부위에 따라 방사선치료나 수술을 통해 통증 완화 및 질병 진행을 억제할 수 있습니다.
- 전이된 간암의 치료는 환자의 상태와 치료 반응에 따라 조정될 수 있으며, 다학제적 접근이 중요합니다.

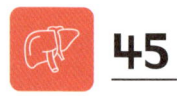

45

간암 치료 후 CT는 변화가 없는데, 간암 종양표지자가 상승했다고 합니다. 무슨 의미인가요?

간암 치료를 받은 환자는 일정 간격으로 정기 검사를 받게 됩니다. 치료 직후에는 약 1개월 내외, 이후에는 3~6개월 간격으로 CT 또는 MRI 촬영과 간암 종양표지자를 포함한 혈액검사를 시행합니다. 간암 종양표지자로는 AFP(α-fetoprotein, 알파태아단백)와 PIVKA-II(protein induced by vitamin K absence or antagonist-II)를 일반적으로 검사하며, 필요에 따라 AFP-L3 같은 추가 검사를 진행하기도 합니다.

간암 치료 후 간암 종양표지자가 상승했다고 해서 반드시 재발을 의미하는 것은 아니지만, 환자의 상태를 고려한 신중한 접근이 필요합니다.

간암 치료 후 종양표지자가 상승하는 원인

간암 치료 후 간암 종양표지자가 상승하는 원인은 다양할 수 있으며, 대표적으로 다음과 같은 경우가 있습니다.

1. 간암의 재발 또는 잔여 암 조직이 있는 경우

치료 후에도 간내 또는 간외(폐, 뼈, 부신 등) 부위에 암세포가 남아 있거나 재발한 경우, 종양표지자가 상승할 수 있습니다.

2. 간에 염증이 발생한 경우

만성 간염이 활성화되거나, 약제 또는 음주로 인해 간에 염증이 생긴 경우에도 간암의 재발 없이 종양표지자가 상승할 수 있습니다.

3. 특별한 이유 없이 자연적으로 수치가 변동하는 경우

일부 환자에서는 간암과 관계없이 종양표지자가 변동할 수 있으며, 일시적인 상승이 나타날 수도 있습니다.

종양표지자가 상승한 경우 필요한 검사

간암 종양표지자가 상승하면, CT 등 영상검사에서 간암의 재발이 의심되는 병변이 있는지 확인해야 합니다. 그러나 영상검사에서 확인되지 않는 재발도 있을 수 있기 때문에, 추가적으로 MRI나 PET/CT 같은 정밀 검사를 시행하여 보다 정확한 평가가 필요할 수 있습니다.

1. 간내 재발 가능성

간암이 재발하는 경우 80% 이상이 간내에서 발생하지만, 일부 환자에서는 간외 부위(폐, 부신, 뼈 등)에서 전이성 재발이 발생할 수 있습니다.

2. 간외 전이 가능성

폐, 부신, 뼈 등에서 전이성 재발이 발생할 경우, 흉부 CT나 뼈스캔(bone scan) 등의 추가 검사가 필요할 수 있습니다.

3. 기타 감별 필요

만성 간염의 활성화 여부, 약제 또는 음주로 인한 간의 염증 여부도 평가해야 합니다.

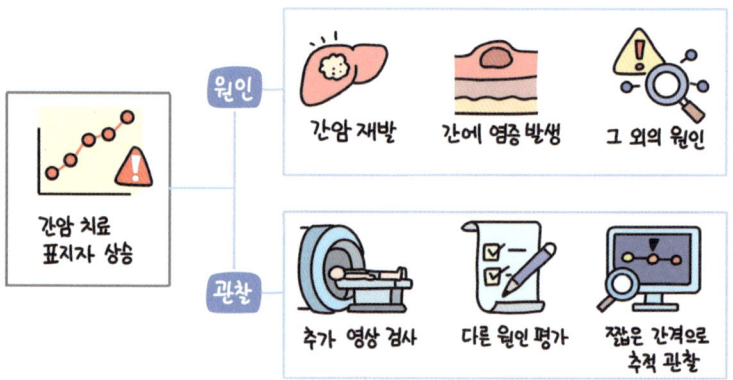

추가 영상검사에서도 명확한 원인이 확인되지 않는 경우, 평소보다 짧은 간격으로 영상검사와 간암 종양표지자 검사를 시행하여 재발 여부와 변화 추이를 지속적으로 관찰할 수 있습니다.

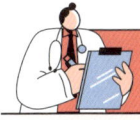 환문명답

- 간암 치료 후 종양표지자가 상승했다고 해서 반드시 재발을 의미하는 것은 아닙니다.
- CT에서 변화가 없더라도, 추가적인 영상검사(MRI, PET/CT 등)를 통해 정밀 평가가 필요할 수 있습니다.
- 간암 재발뿐만 아니라, 간염 활성화, 약제 영향, 자연적인 변동 등 다양한 원인으로 종양표지자가 상승할 수 있습니다.
- 담당 의사와 긴밀히 논의하여 추가 검사 여부를 결정하고, 필요 시 짧은 간격으로 추적 관찰하는 것이 중요합니다.

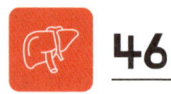 **46**

간암 치료를 받았는데 앞으로 얼마나 살 수 있을까요?

　간암 환자들은 치료 후 얼마나 생존할 수 있을지에 대한 궁금증이 많습니다. 생존율이란 특정 시점까지 생존한 환자의 비율을 의미하며, 가장 흔히 사용되는 지표가 5년 생존율입니다. 예를 들어, 5년 생존율이 50%라는 것은 100명의 환자 중 50명이 5년 이상 생존한다는 의미입니다. 하지만 생존율은 평균적인 수치일 뿐이며, 개별 환자의 상태에 따라 다를 수 있습니다.

　또한, 치료를 받지 않는 경우 생존율이 크게 낮아질 수 있습니다. 예를 들어, 적절한 치료를 받지 않은 간암 환자의 평균 생존기간은 약 3~6개월로 보고된 바 있습니다. 반면, 적극적인 치료를 받을 경우 생존율이 크게 향상되므로, 가능한 치료를 받는 것이 중요합니다.

병기에 따른 생존율

간암은 진단 시 병기(암의 진행 정도)에 따라 생존율이 크게 달라집니다.

최근 자료에 따르면, 간암 환자의 5년 전체 생존율은 약 37%로 과거보다 크게 향상되었습니다. 하지만 병기가 진행될수록 생존율은 감소하게 됩니다.

- 1기: 5년 생존율 74%
- 2기: 5년 생존율 59%
- 3기: 5년 생존율 29%
- 4기: 5년 생존율 2~9%

치료 방법에 따른 생존율

간암의 치료법은 환자의 병기와 간 기능 상태에 따라 결정되며, 치료 방법에 따라 생존율이 크게 달라질 수 있습니다.

1. 간절제

- 간암 치료 중 근치적 치료법으로 가장 효과적인 방법 중 하나입니다.
- 5년 생존율: 46~69%
- 하지만 5년 내 재발률이 43~77%로 높은 편이므로, 지속적인 추

적 관찰이 필요합니다.

2. 고주파열치료술

- 종양 크기가 2cm 이하이며, 간 기능이 양호한 경우(Child-Pugh A) 시행할 수 있습니다.
- **3년 생존율:** 약 90%, **5년 생존율:** 65~70%
- 생존율은 간절제와 비슷하지만, 재발 위험이 다소 높은 편입니다.

3. 경동맥화학색전술

- 주로 절제가 어려운 중기 간암 환자에게 시행됩니다.
- **1년 생존율**: 70%, **3년 생존율**: 40%, **5년 생존율:** 32%

4. 체외 방사선치료

- 간절제나 간이식이 어려운 환자에게 대체 치료법으로 사용됩니다.
- **5년 생존율:** 43~78%

5. 전신치료

- 면역항암제(아테졸리주맙/베바시주맙, 더발루맙/트레멜리무맙 병용요법)는 기존 표준 치료제인 소라페닙보다 생존율을 향상시켰습니다.
- **아테졸리주맙/베바시주맙 병용요법의 중앙생존기간**: 19개월 (소라페닙 치료 대비 약 6개월 연장)

간암 병기 및 치료방법에 따른 5년 생존율

구분		5년 생존률
병기 (modified UICC stage)	1기	74%
	2기	59%
	3기	29%
	4기	2~9%
치료방법	간절제	46~69%
	고주파열치료술	65~70%
	경동맥화학색전술	32%
	체외 방사선치료	43~78%

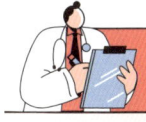 환문명답

- 간암의 생존율은 병기와 치료 방법에 따라 크게 달라지며, 조기에 발견하고 적극적으로 치료할수록 생존율이 높아집니다.
- 1기 간암 환자의 5년 생존율은 74%에 달하며, 간절제나 고주파열치료술을 시행할 경우 장기 생존 가능성이 높아집니다.
- 진행된 간암의 경우에도 경동맥화학색전술(TACE)이나 면역항암제 치료를 통해 생존 기간을 연장할 수 있습니다.
- 생존율은 통계적 수치이므로, 개별 환자의 상태에 따라 다를 수 있습니다. 담당 전문의와 상담하여 최적의 치료 방법을 결정하는 것이 중요합니다.

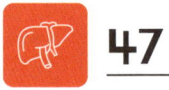

47

간암 치료를 받지 않으면 어떻게 되나요?

간암 치료를 결정하는 과정에서 환자들은 고령, 전신 상태, 진행된 병기, 치료의 부작용에 대한 두려움 등 다양한 이유로 치료를 꺼리는 경우가 많습니다. 하지만 치료를 받지 않는다면 간암이 지속적으로 성장하면서 합병증이 발생하고 생존율이 급격히 낮아질 가능성이 높습니다.

간암 치료의 목표는 완치(암세포를 완전히 제거)하거나 조절(암세포의 성장을 억제)하는 것입니다. 따라서 치료를 받지 않을 경우 암세포가 간내에서 계속 증식하게 되며, 시간이 지남에 따라 인접 장기를 침범(국소 침범)하거나 다른 장기로 전이(원격 전이)될 가능성이 커집니다.

말기 간암인데 치료를 한다고 좋아질까요?

많은 환자들이 간암이 진행된 상태에서 치료를 받는 것이 의미가 있는지 고민합니다. 중요한 점은 '초기'가 아닌 간암이 반드시 '말기'라는 것은 아니라는 것입니다.

간암의 말기(D기)는 간 기능과 전신 상태가 극히 불량하여 암에 대한 치료 자체가 어렵고, 치료를 받는 것이 오히려 해가 될 수 있는 상태를 의미합니다. 하지만 중기(B기)나 진행성 병기(C기) 환자는 간 기능과 전신 상태가 양호하다면 치료를 통해 악화 속도를 늦출 수 있습니다.

간암이 커지면 국소치료(수술, 고주파열치료술, 색전술)는 물론 항암 치료에 대한 반응도 감소할 수 있습니다. 항암제는 활발히 증식하는 세포에 작용하기 때문에, 증식이 둔화된 간암에서는 효과가 떨어질 수 있습니다. 따라서, 암이 진행된 상태라도 가능한 치료를 포기하지 않고 적절한 시기에 시행하는 것이 중요합니다.

간암을 치료하지 않으면 생기는 변화

간암은 세포 자체의 분열을 통해 성장하며, 암세포가 두 배로 커지는 데 걸리는 시간을 '이배화 시간(doubling time)'이라고 합니다. 연구마다 차이가 있지만, 간암은 평균적으로 3개월마다 크기가 2배, 6개월이 지나면 4배로 증가할 수 있습니다.

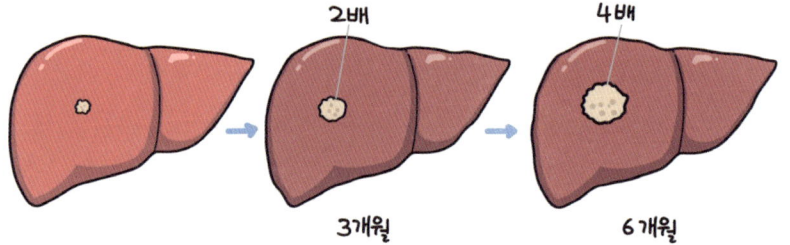

암세포가 커지면 인접한 혈관을 침범하며, 특히 간문맥과 간정맥이 영향을 받게 됩니다.

- 간문맥 침범 → 간으로 가는 혈류가 차단되어 간 기능 저하, 복수, 황달, 출혈이 발생할 수 있음
- 간정맥 침범 → 간에서 심장으로 가는 혈류를 따라 암세포가 전신으로 퍼질 가능성 증가

이러한 변화가 진행될수록 치료할 수 있는 방법이 제한되고, 생존율이 감소하게 됩니다.

병기에 따른 생존율 변화

간암이 진행될수록 생존율이 낮아지는 것이 잘 알려져 있습니다. 간암의 병기 체계 중 하나인 BCLC 병기 기준은 각 병기에 따라 권장되는 치료를 받을 경우의 생존율을 다음과 같이 제시하고 있습니다.

- 초기(0기, A기): 기대 여명 5년 이상
- 중기(B기): 기대 여명 2.5년 이상

- **진행성 병기(C기):** 기대 여명 1년 이상
- **말기(D기):** 기대 여명 3개월

하지만 중요한 점은 간암이 중기나 진행성 병기로 진행했다고 해서 반드시 말기는 아니라는 것입니다.

간 기능과 전신 상태가 양호한 경우 적절한 치료를 통해 생존 기간을 연장할 수 있으며, 2021년 국내 연구에서도 치료를 받지 않은 간암 환자의 경우, 치료를 받은 환자에 비해 사망률이 3배 높음을 보고한 바 있습니다.

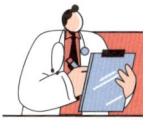 환문명답

- 간암 치료를 받지 않으면 암이 빠르게 성장하고, 혈관 침범과 전이를 통해 생존율이 급격히 낮아질 수 있습니다.
- 간암이 진행되었더라도 반드시 말기 상태는 아니므로, 치료를 통해 생존 기간을 연장할 가능성이 있습니다.
- 말기 간암(D기)은 간 기능과 전신 상태가 극히 나쁜 경우를 의미하며, 모든 진행성 간암(C기)이 말기는 아닙니다.
- 적절한 치료 없이 방치하면 간암의 진행 속도가 빨라지고 치료 효과도 감소할 수 있으므로, 치료 여부와 시작 시기를 담당 의사와 면밀히 논의하는 것이 중요합니다.

6
간암 치료 이후의 관리와 필요한 추적 검사

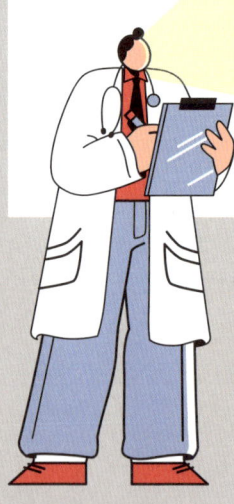

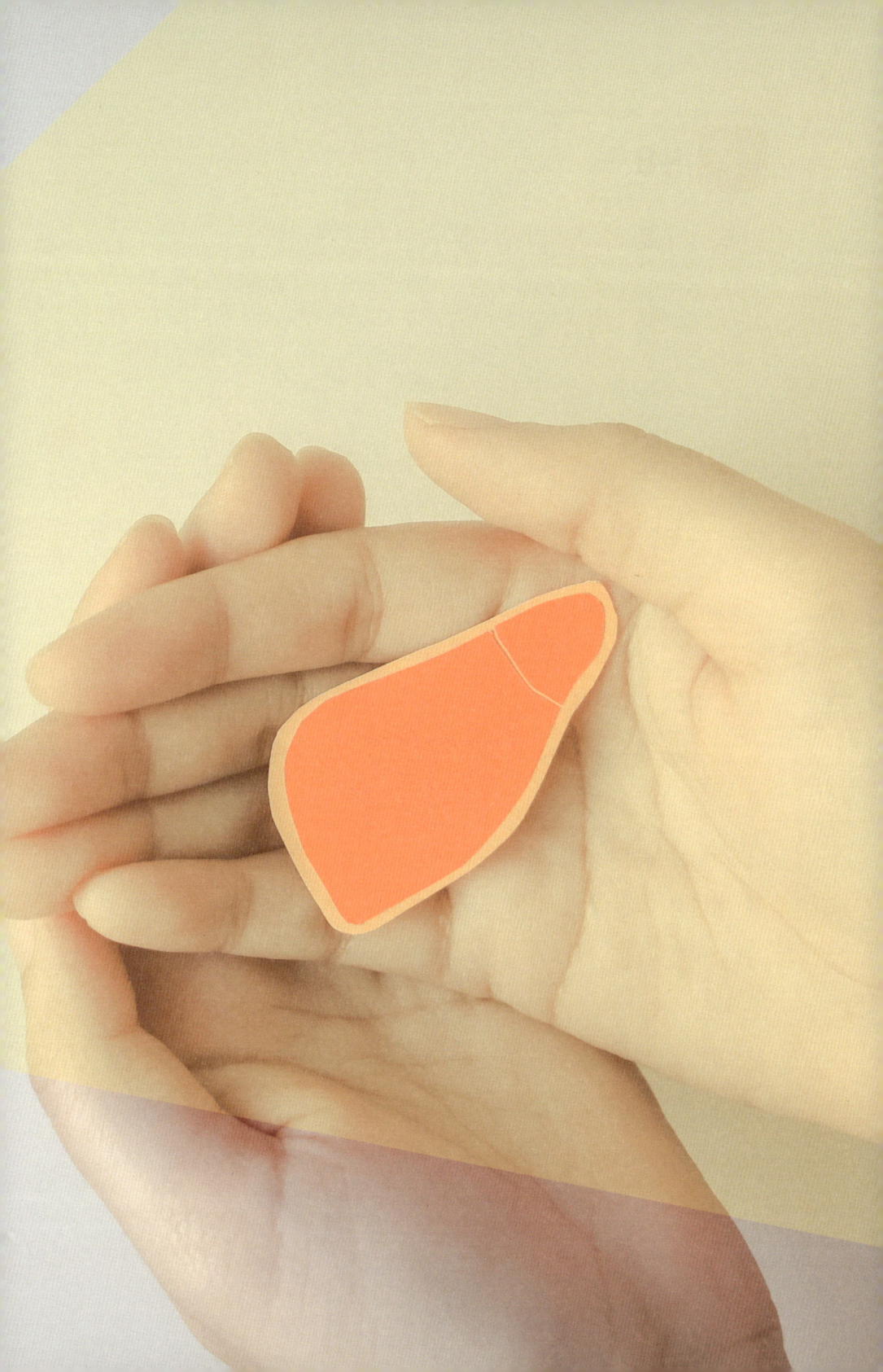

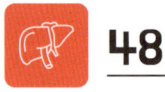

48

간암 치료 후 일상생활이 가능한가요?

　간암은 국내에서 사망률이 두 번째로 높은 암으로, 그 발생률도 높은 주요 암입니다. 특히 경제 활동이 활발한 근로 연령층에서 많이 발생해, 개인뿐 아니라 가정과 사회 전반에 걸쳐 큰 경제적 부담을 유발하는 암입니다.

　간암 치료 후 특별한 합병증이 없다면 일상생활을 유지하는 데 큰 제한은 없습니다. 하지만 재발과 치료 부작용에 대한 걱정으로 불안감을 느끼는 경우가 많으며, 이는 자연스러운 반응입니다. 간암은 한창 생산 활동이 활발한 연령층에서 많이 발생하고 중등도가 높은 질환으로 사회와 가정에 경제적 부담이 높습니다. 간암이 한 번에 완치되지 않아도, 지속적인 치료를 받으며 많은 경우에 정상 생활을 유지할 수 있습니다. 치료 후 유의 사항을 따르면서 취미, 운동을 잘 유지하고, 직장 생활도 무리가 되지 않는 범위에서 지속하는 것이 좋습니다. 이를 통해 안정적인 재정 및 가정 생활을 유지하는 것이 건강관리에 도움이 될 수 있습니다.

치료 후 나타날 수 있는 변화

치료 후 황달, 수면장애, 소화장애, 활력저하, 가려움증, 통증 등의 증상이 나타날 수 있습니다. 이는 치료의 결과일 수도 있고, 기저 간질환의 악화로 인한 것일 수도 있습니다. 또한 심리적인 요인이 증상을 악화시킬 수 있으므로, 필요할 경우 상담 치료를 받는 것이 도움이 될 수 있습니다.

치료 방법별 일상 복귀 시점

1. 간절제

수술 범위, 수술 방법, 환자 상태에 따라 다르지만, 대부분 2주 이내 퇴원, 4주 후 일상 복귀가 가능합니다. 합병증이 없다면 3개월 후 육체 노동도 가능하지만, 이는 주치의와 상의 후 결정하는 것이 좋습니다.

2. 간이식

일반적으로 4주 후 퇴원 가능하며, 이후 일상생활 복귀가 가능합니다. 하지만 면역억제제 복용으로 인해 감염 예방이 중요하며, 이식 직후에는 사람이 많은 장소를 피하고 마스크를 착용하는 것이 권장됩니다. 또한 익히지 않은 음식(3~6개월), 자몽·오미자·석류 섭취는 피하는 것이 좋습니다.

3. 국소치료(고주파열치료술, 극초단파열치료술, 냉동치료술 등)

이 치료법들은 강한 에너지나 화학물질을 이용해 간암을 없애는 방식으로, 시술 후 특별한 문제가 없다면 다음 날 퇴원하여 바로 일상 복귀가 가능합니다. 심한 육체활동이 아니라면 직장생활도 가능합니다.

4. 경동맥화학색전술(TACE)

간암이 자라는 동맥에 항암제를 투여한 후 색전물질로 막는 방법으로, 시술 후 발열, 복통, 오심, 피로감이 발생할 수 있습니다. 하지만 심한 증상의 지속이나 합병증이 없다면 수일 내 퇴원하여 일상생활 가능합니다.

5. 전신 항암 치료(표적항암제, 면역항암제)

전신 항암 치료는 혈관을 침범하거나 전이된 경우 사용됩니다. 탈모와 구토 등의 부작용으로 인해 일상생활이 어렵다는 인식이 있지만, 최근에는 표적항암제와 면역항암제의 도입으로 효과는 개선되고 부작용은 줄어들고 있습니다. 항암제를 집에서 복용하거나 정기적으로 병원을 방문해 주사 치료를 받으면서 직장생활을 지속하는 환자들도 많습니다. 다만, 표적항암제는 식욕부진, 피부 이상, 고혈압, 단백뇨, 설사 등의 부작용이 있을 수 있으며, 면역항암제는 코피나 위장관 출혈, 장염, 폐렴, 호르몬 이상 등의 부작용이 나타날 수 있습니다. 이러한 증상이 심해지면 정상적인 일상생활에 지장이 생길 수 있어서 증상이 발생하면 악화되기 전에 의료진과 상담하는 것이 중요합니다. 잘 조절되면 일상생활과 항암 유지가 지속될 수 있습니다.

건강한 생활을 위한 관리

간암 치료 후에도 정기적인 병원 방문과 건강한 생활 습관 유지가 필수적입니다. 병원에서 처방된 약물을 꾸준히 복용해야 하며, 새로운 증상이 나타났을 경우 즉시 의료진과 상담하는 것이 좋습니다. 간이식을 받고 면역억제제 복용을 하는 경우는 이식 직후 음식물과 감염에 대한 주의가 필요합니다. 규칙적인 운동과 생활 습관을 유지하는 것이 건강에 도움이 되며, 긍정적인 사고를 갖는 것도 중요합니다.

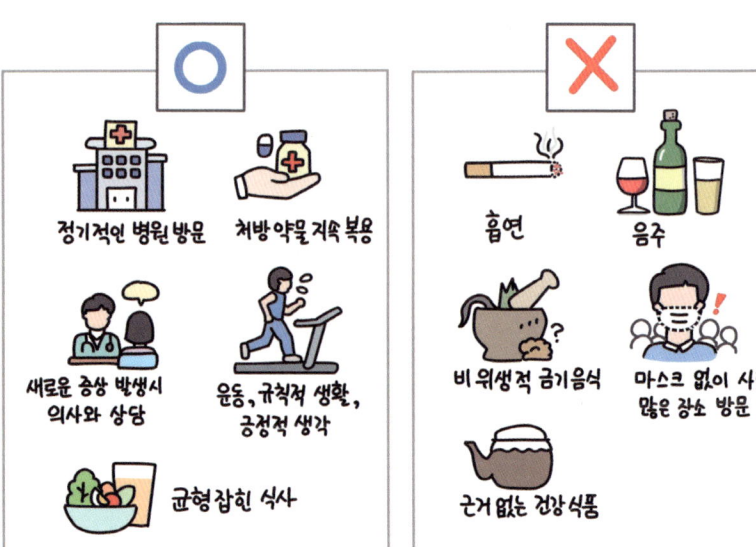

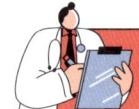 환문명답

- 치료 후 일상생활에 특별한 제한은 없으며, 치료 중에도 대부분 일상생활을 지속할 수 있습니다.
- 출퇴근 등 정상 생활을 하고 증상이 없어도 정기적인 진료는 간암 재발 관찰과 기저 간질환 치료를 위해 중요합니다.
- 불편한 증상이 없다면 운동과 규칙적인 생활을 유지하는 것이 좋습니다.

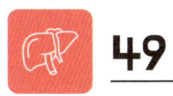 **49**

간암 치료 후 어떤 증상이 나타나면 바로 병원에 가야 하나요?

간암 치료에는 다양한 방법이 사용되며, 치료법에 따라 발생할 수 있는 이상 반응도 다를 수 있습니다. 하지만 치료 후 공통적으로 감염, 출혈, 간 기능 악화와 같은 위험이 발생할 가능성이 있으므로, 다음과 같은 증상이 나타날 경우 즉시 병원을 방문하여 적절한 진료를 받는 것이 중요합니다.

간암 치료 후 주의해야 할 증상

1. 발열 및 오한

원인을 알 수 없는 발열이나 오한이 나타날 경우, 감염이나 염증 가능성을 고려해야 합니다. 특히 간이식이나 전신 항암 치료 후 면역력이 저하된 상태에서 감염이 발생할 위험이 높으므로, 신속한 진단과 항생제 치료가 필요할 수 있습니다.

2. 갑작스러운 복통

복부, 특히 오른쪽 상복부에 갑작스럽고 심한 통증이 발생하면 간내 출혈, 치료 부위의 이상, 혹은 염증 등의 가능성이 있습니다. 이러한 증상은 응급 상황으로 진행될 수 있으므로 즉시 병원을 방문해야 합니다.

3. 토혈이나 혈변

토혈, 혈변 또는 흑색변이 나타나는 경우, 소화기계 출혈이나 식도정맥류 출혈 가능성을 고려해야 합니다. 이는 간경변증이 동반된 간암 환자에서 흔히 발생할 수 있는 합병증이며, 방치할 경우 심각한 상태로 진행될 수 있으므로 신속한 치료가 필요합니다.

4. 어지러움 및 식은땀

간내 출혈이나 소화기 출혈이 발생하면 혈압이 낮아지고 맥박이 빨라지면서 어지러움, 식은땀 등의 증상이 나타날 수 있습니다. 이러한 증상은 응급을 요하는 상황일 수 있으므로 즉시 병원을 방문해야 합니다.

5. 황달

피부나 눈의 흰자위가 노랗게 변하거나 소변 색이 짙어지는 황달 증상이 나타나는 경우, 간 기능 저하, 담즙 배출 장애, 간암 재발 또는 진행 가능성을 고려해야 합니다. 황달이 빠르게 진행되거나 다른 증상과 함께 나타난다면 반드시 병원에서 정밀 검사를 받아야 합니다.

6. 복수 및 부종

복부가 부풀어 오르거나 팔다리에 부종이 발생하는 경우, 간 기능 저하와 관련된 증상일 수 있습니다. 간경변증이 동반된 간암 환자에서 흔히 나타날 수 있으며, 복수가 빠르게 증가하거나 호흡 곤란이 동반될 경우 적극적인 치료가 필요합니다.

7. 심한 피로감 및 의식 저하

간 기능이 급격히 저하될 경우, 심한 피로감이 지속되거나 일상생활을 유지하기 어려운 무기력감이 나타날 수 있습니다. 경우에 따라 간성 뇌증으로 진행되면서 집중력 저하, 혼동, 심한 경우 의식 저하가 발생할 수 있으므로 이러한 변화가 있으면 즉시 병원을 방문해야 합니다.

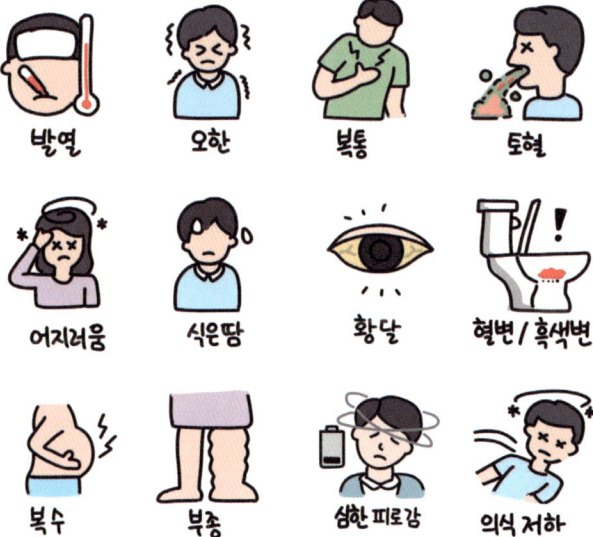

환문명답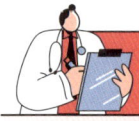

- 간암 치료 후 발열, 복통, 황달, 토혈, 혈변, 복수, 어지러움, 심한 피로감 등의 증상이 나타나면 즉시 병원을 방문해야 합니다.
- 이러한 증상은 감염, 출혈, 간 기능 저하 등 심각한 합병증을 의미할 수 있으므로 조기 진단과 적절한 치료가 필요합니다.
- 특히, 갑작스러운 복통, 토혈, 혈변, 어지러움, 의식 저하는 응급상황일 가능성이 높으므로 지체 없이 의료진의 진료를 받아야 합니다

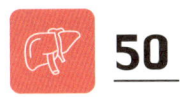

50

식도정맥류가 있다고 하는데, 치료를 받지 않아도 되나요?

위·식도정맥류는 간으로 들어가는 주요 혈관인 간문맥의 압력이 높아지면서 발생하는 질환으로, 이를 문맥압항진증이라고 합니다. 간문맥의 압력이 상승하는 가장 흔한 원인은 간경변증이며, 간암 환자에서도 질병이 진행하며 정맥류가 점점 커질 수 있고, 이 경우 출혈 위험도 함께 증가합니다. 만약 식도정맥류가 파열될 경우 토혈이나 검은 변이 나타나며, 심한 출혈이 발생할 경우 사망률이 20%까지 높아질 수 있는 응급 질환이므로 각별한 주의가 필요합니다.

최근 간암의 전신치료에서 1차 치료제로 사용될 수 있는 아테졸리주맙과 베바시주맙의 병용요법은 위·식도정맥류의 진행 및 출혈 위험을 증가시킬 가능성이 있습니다. 따라서 위·식도정맥류의 진행 정도는 전신치료제 선택의 중요한 기준이 될 수 있으며, 치료 시작 전에 내시경적 평가를 통해 위·식도정맥류의 상태를 정확히 파악하고 이에 대한 적절한 관리가 필요합니다.

식도정맥류의 진단과 분류

식도정맥류는 내시경 검사를 통해 진단할 수 있으며, 정맥류의 크기와 모양에 따라 다음과 같이 분류됩니다.

- F1(작은 정맥류): 직선 형태로 확장된 정맥
- F2(중간 크기의 정맥류): 식도 내강의 1/3 이하를 차지하는 염주 모양의 정맥
- F3(큰 정맥류): 식도 내강의 1/3 이상을 차지하는 결절형 정맥

이러한 정맥류 분류 외에도, 내시경 검사에서 정맥류 표면에 붉은 반점이나 선이 보이는 적색 증후가 동반될 경우 출혈 위험이 더욱 높아지므로 적극적인 치료가 필요합니다.

식도정맥류의 단계 F1,F2,F3

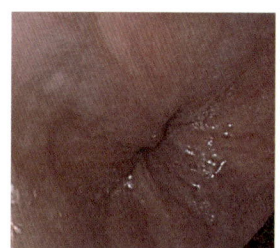 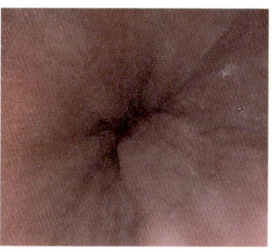 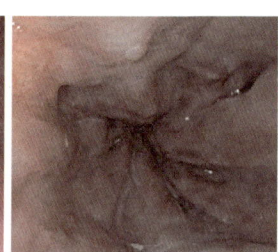

치료가 필요한 식도정맥류

모든 식도정맥류가 즉각적인 치료를 필요로 하는 것은 아니지만, 출혈 위험이 높은 경우 예방적 치료가 필요합니다.

- 작은 정맥류(F1)라도 적색 증후가 있는 경우, 출혈 예방을 위해 비선택적 베타차단제를 사용할 수 있습니다.
- F2 이상의 중간 또는 큰 정맥류가 있는 경우, 출혈 예방을 위해 내시경 정맥류 결찰술(endoscopic variceal ligation, EVL) 또는 비선택적 베타차단제를 사용해야 합니다. 초출혈 예방을 위해, 내시경 정맥류 결찰술과 비선택적 베타차단제를 병용할 수도 있습니다.

만약 이미 출혈이 발생한 경우, 이는 내과적 응급질환이므로 가능한 한 빨리 병원을 방문해야 합니다. 예방적 항생제 사용, 혈관수축제 투여, 내시경 지혈술 등을 시행하여 신속하게 치료하는 것이 중요합니다.

정기적인 내시경 검사의 중요성

작은 식도정맥류(F1)의 경우 1년 후 12%, 2년 후 25%가량에서 F2 이상의 큰 정맥류로 진행할 수 있습니다. 따라서 정맥류가 있는 환자는 정기적인 내시경 검사를 통해 상태를 지속적으로 평가해야 합니다.

특히 간 기능이 저하된 간경변증 환자의 경우 위·식도 정맥류의 진행 여부를 확인하기 위해 1~2년마다 내시경 검사를 받는 것이 권장됩니다. 이를 통해 출혈 위험이 높은 정맥류를 조기에 발견하고 적절한 치료를 받을 수 있습니다.

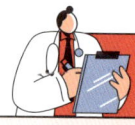

환문명답

- 위·식도정맥류는 간문맥 압력이 상승하면서 발생합니다.
- 간암이 진행되면서 정맥류가 커질 수 있으며, 특히 간문맥을 침범한 경우 출혈 위험이 높아집니다.
- 출혈 위험이 높은 경우(중간 크기 이상, 적색 증후 동반)에는 예방적 치료가 필요하며, 내시경 정맥류 결찰술이나 비선택적 베타차단제의 사용이 권장됩니다.
- 정맥류가 있는 경우 1~2년마다 내시경 검사를 받아야 하며, 출혈이 발생한 경우 즉시 응급 치료를 받아야 합니다

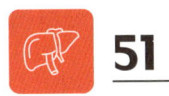

51
간암 치료를 받았는데도 계속 약을 먹어야 하나요?

    간암 치료를 받았다고 해서 모든 치료가 끝난 것은 아닙니다. 특히, 간암을 유발하는 원인이 해결되지 않았다면 간 기능 저하나 간암 재발의 위험이 여전히 존재할 수 있습니다. 따라서 일부 약물은 간암 치료 후에도 꾸준히 복용해야 하며, 특히 B형간염 항바이러스제는 지속적인 치료가 필요합니다. 반면, 간장용제와 같은 보조적인 약물은 환자의 상태에 따라 복용 여부를 결정할 수 있습니다.

B형간염 항바이러스제는 언제까지 먹어야 하나요?

    만성 B형간염은 간암의 주요 원인 중 하나로, 우리나라 간암 환자의 약 58%가 B형간염 바이러스와 관련이 있는 것으로 알려져 있습니다. 대표적인 항바이러스제로는 테노포비어AF, 테노포비어DF, 엔

테카비어 등이 있으며, 이들은 B형간염 바이러스의 증식을 억제하여 간경변증의 진행을 막고 간암 발생 위험을 낮추는 역할을 합니다.

그러나 현재까지 개발된 항바이러스제들은 B형간염 바이러스를 완전히 제거할 수 있는 능력이 부족합니다. 따라서 약을 중단하면 바이러스가 다시 활성화되어 간 기능이 악화될 위험이 높아집니다.

이는 간암 치료 후에도 마찬가지입니다. 간암 치료를 받았다고 해도 남아있는 간세포는 여전히 B형간염 바이러스에 감염되어 있기 때문에, 바이러스의 활동성이 높은 경우 간암 재발 위험이 증가할 수 있습니다. 특히, 수술 후에는 간 기능이 더 빨리 저하될 수 있으므로, 바이러스 증식을 억제하는 것이 매우 중요합니다. 따라서 만성 B형간염 환자는 간암 치료 후에도 항바이러스제를 꾸준히 복용하는 것이 간 기능을 보존하고 간암 재발을 줄이는 가장 효과적인 방법입니다.

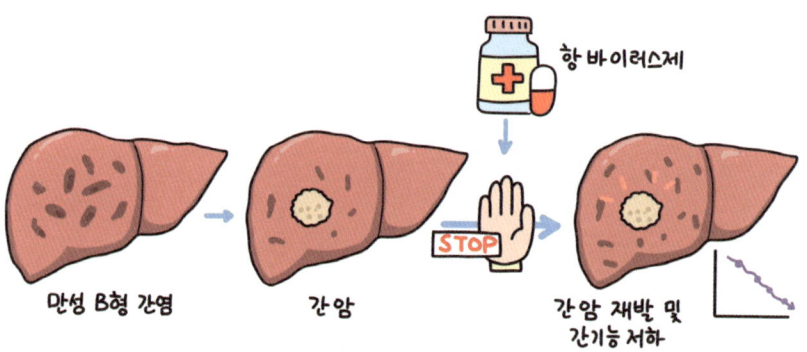

간장용제를 계속 먹는 것이 좋을까요?

간장용제는 간 기능을 보호하고 개선하는 보조적인 약물로, 주로 간 효소 수치를 조절하고 담즙 배출을 돕는 역할을 합니다. 따라서 간암 치료 후 간 기능을 관리하는 데 도움이 될 가능성이 있습니다.

하지만, B형간염 항바이러스제처럼 간암 재발 위험을 낮춘다는 명확한 연구 결과는 부족합니다. 간장용제는 간 기능 유지에 도움을 줄 수 있지만, 반드시 모든 환자가 복용해야 하는 것은 아니며, 환자의 상태에 따라 필요하면 사용할 수 있는 약물입니다. 따라서 복용 여부는 주치의와 충분히 상의한 후 결정하는 것이 좋습니다.

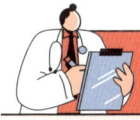 **환문명답**

- 만성 B형간염 환자는 간암 치료 후에도 항바이러스제를 계속 복용해야 합니다.
- 항바이러스제는 바이러스 증식을 억제하여 간 기능을 보호하고, 간암 재발 위험을 낮추는 데 중요한 역할을 합니다.
- 간장용제는 간 기능 유지에 도움을 줄 수 있지만, 반드시 복용해야 하는 것은 아니므로, 주치의와 상의하여 결정하는 것이 좋습니다.

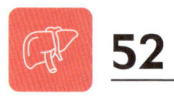 **52**

간암 완치 판정을 받은 지 5년째인데, 이제 병원에 다니지 않아도 될까요?

간암 완치 판정을 받고 5년이 지났다면 정말 다행스러운 일입니다. 일반적으로 암 치료 후 5년 이내에 재발하지 않은 경우 재발 가능성이 크게 줄어드는 것으로 알려져 있습니다. 그러나 간암의 경우 치료 후 5년 이상 경과하더라도 재발 위험은 지속되므로 지속적인 감시검사가 필요합니다. 연구에 따르면, 간암 치료 후 5년 이상 경과한 환자에서도 연간 약 1~3%의 재발률이 보고되는데, 이는 대부분의 간암 환자가 간경변증이나 만성 간질환을 동반하고 있기 때문입니다. 따라서 간암의 경우에는 5년이 지나도 6~12개월 간격으로 정기적인 검사를 받는 것을 권고하고 있습니다. 간암이 재발하더라도 정기적인 감시검사를 통해 간암을 조기에 발견한다면 완치율을 높이고 생존기간을 연장할 수 있다는 점을 꼭 기억해주시기 바랍니다.

CT를 자주 찍으면 몸에 좋지 않다고 들었는데, 몇 개월마다 꼭 검사를 받아야 하나요?

정기적인 영상검사는 간암 재발 여부를 확인하는 가장 중요한 방법 중 하나입니다. 그러나 방사선 노출에 대한 우려 때문에 CT 검사를 너무 자주 받는 것이 부담스럽다는 의견도 있습니다.

현재 권장되는 정기 검진 주기는 환자의 상태에 따라 다르지만, 일반적으로 다음과 같이 권고됩니다.

- **완치 후 2년까지:** 3~6개월마다 영상검사(역동적 조영증강 CT 또는 MRI) + 간암 종양표지자 검사(AFP, PIVKA-II)
- **완치 후 2~5년까지:** 6~12개월마다 영상검사 + 간암 종양표지자 검사
- **완치 후 5년 이후:** 기저 간질환(간경변증, B형·C형간염 등)이 있는 경우, 6~12개월 간격으로 지속적인 추적 검사 권장
- **기저 간질환이 없는 경우:** 의료진과 상의하여 맞춤형 추적 검진 계획 수립

간경변증이나 만성 간질환이 있는 환자는 새로운 간암이 발생할 위험이 지속되므로 5년이 지나도 정기적인 검사를 받는 것이 중요합니다. 반면, 간 기능이 정상이고 기저질환이 없는 경우에는 검사 주기를 조정할 수 있습니다.

정기 검진이 생존율에 미치는 영향

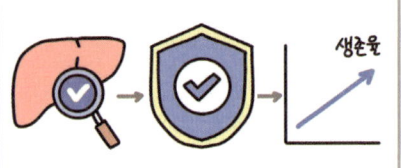

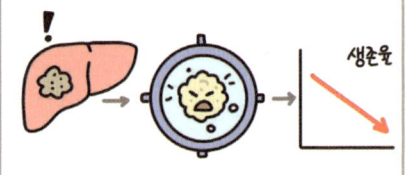

환문명답

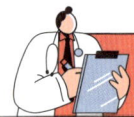

- 간암 완치 후 5년이 지나도, 간경변증이나 만성 B형·C형간염 등 만성 간질환이 있는 경우 정기적인 검진이 필요합니다.
- 정기 검진을 통해 간암을 조기에 발견하면 완치율을 높이고 생존 기간을 연장할 수 있습니다.
- CT 검사는 의료진과 상의하여 필요할 때 적절한 간격으로 시행하며, 방사선 노출을 줄이기 위해 MRI 검사로 대체할 수도 있습니다.
- 병원 방문을 중단하기 보다는 반드시 담당 의사와 상담하여 맞춤형 추적 검진 계획을 수립하는 것이 중요합니다.

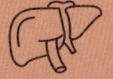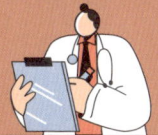

7
간암 환자를 위한 식단과 영양관리

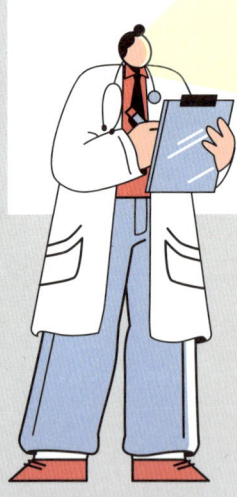

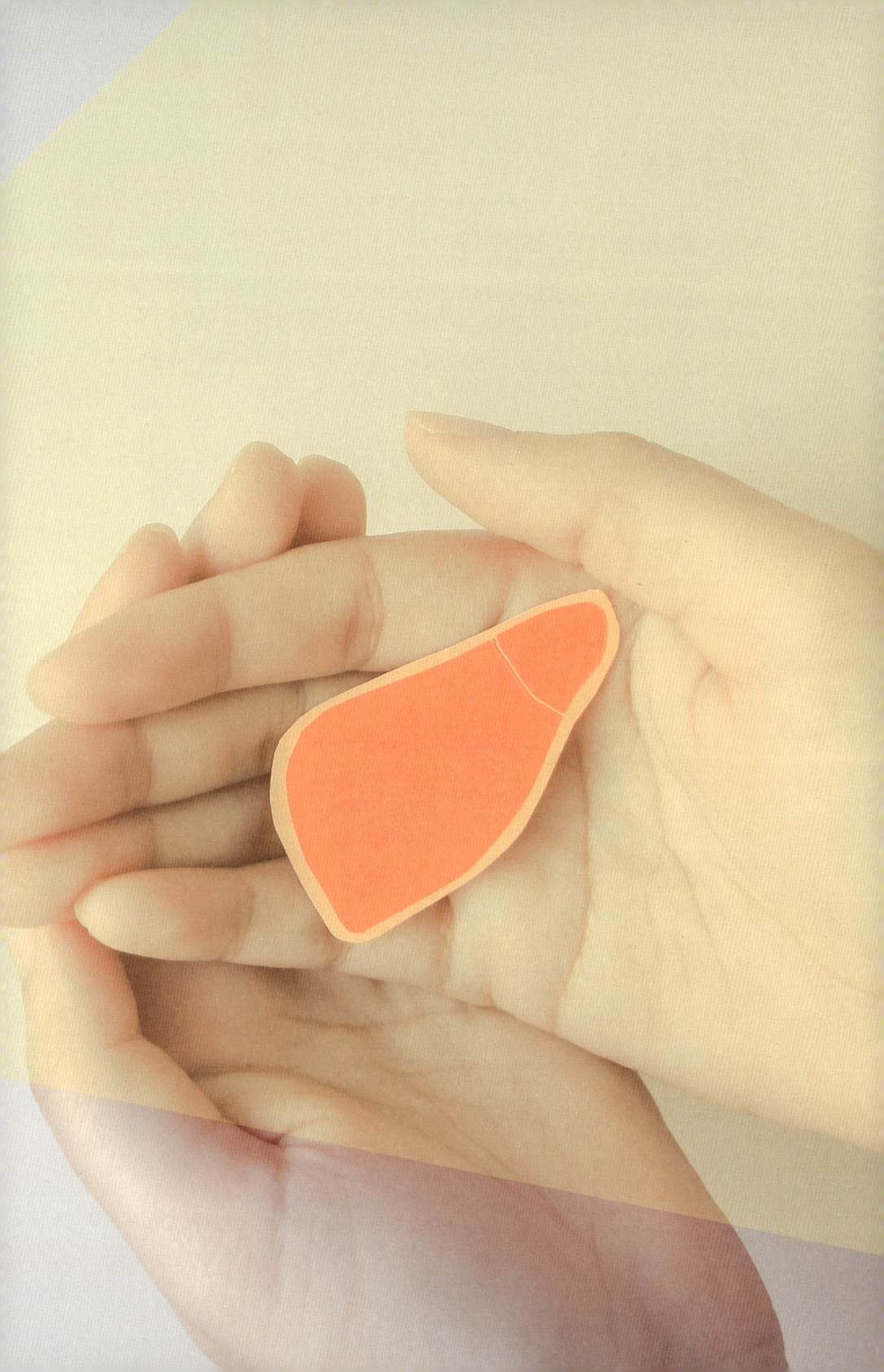

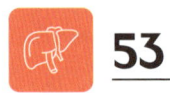

53

간암 환자의 식단관리는
어떻게 하는 게 좋을까요?

　간은 우리 몸에서 해독과 영양소 대사를 담당하는 중요한 장기입니다. 따라서, 간 건강을 유지하거나 간질환 후 회복을 돕기 위해 식단 관리는 필수적입니다. 간암 환자의 영양관리 목표는 특정 음식을 제한하기보다는 충분한 에너지와 양질의 단백질을 공급하여 수술 후 회복을 돕고 체중 감소를 최소화하는 것입니다. 적절한 영양관리를 통해 합병증 발생률을 낮추고, 남아 있는 간 조직이 제 기능을 유지하도록 돕는 것이 중요합니다.

　매 끼니에 밥과 단백질이 풍부한 고기, 생선, 계란, 두부 등의 어육류 반찬을 포함하며, 간 대사와 산화 스트레스를 줄이는 데 도움이 되는 비타민, 무기질, 파이토케미컬이 풍부한 신선한 채소 반찬과 제철 과일을 충분히 섭취해야 합니다. 특히 단백질은 간세포 재생과 근육 손실 회복에 중요한 역할을 합니다.

간이 안 좋으면 단백질 섭취를 줄여야 한다는데, 정말인가요?

간 건강이 좋지 않다고 해서 반드시 단백질 섭취를 줄여야 하는 것은 아닙니다. 간질환 환자의 단백질 섭취는 질환의 종류와 간성혼수 발생 원인에 따라 달라질 수 있습니다.

예를 들어, 급성간염과 같은 심한 염증 상태에서는 평소보다 더 많은 단백질 섭취가 권장되기도 합니다. 그러나 간경변증이 악화되어 간에서 암모니아 대사가 원활하지 않으면 간성 뇌증이 발생할 수 있습니다. 만약 단백질 과다 섭취가 간성 뇌증의 원인이라면, 필요량을 초과한 단백질 섭취를 줄이는 것이 바람직합니다.

간성 뇌증 예방을 위해서는 적절한 식이 조절이 중요합니다. 이를 위해 야식을 포함한 식사 사이 간식 섭취, 과다한 육류 단백질 섭취를 줄이고 유제품 단백질을 늘리는 식단, 충분한 식이섬유 섭취, 적정한 에너지 공급과 단백질 섭취 등의 식이요법에 대한 교육을 받는 것이 도움이 됩니다.

다만, 단백질은 신체 조직의 재생과 회복에 필수적인 영양소이므로, 대부분의 환자는 적절한 양과 질의 단백질을 섭취하는 것이 중요합니다. 특히 생선, 두부, 닭고기, 계란 흰자와 같은 고품질 단백질을 적당히 섭취하면 간 기능 회복에 도움이 될 수 있습니다. 따라서 단백질 섭취를 줄이거나 조절해야 할 경우에는 반드시 전문 의료진과 상담하는 것이 필요합니다.

커피를 좋아하는데, 마셔도 되나요?

커피는 전 세계적으로 사랑받는 음료로, 최근 연구에 따르면 간 건강에 긍정적인 영향을 미칠 수 있는 것으로 알려져 있습니다. 세계암연구기금(World Cancer Research Fund International)에서는 커피가 간암, 특히 간세포암종 발생 위험을 낮출 수 있는 유일한 식품이라는 의학적 근거를 보고한 바 있습니다.

커피에 포함된 클로로겐산(chlorogenic acid)은 산화 스트레스와 염증을 줄이고, 혈당을 조절하는 역할을 하여 암 예방에 도움을 줄 수 있습니다. 또한, 하루 2잔 정도의 적당한 커피 섭취는 간암 예방뿐만 아니라 간 효소 수치 개선에도 긍정적인 영향을 미칠 수 있습니다.

커피 섭취 여부는 환자의 간 기능 상태, 치료 단계, 건강 상태에 따라 달라질 수 있습니다.

1. 간 기능이 양호한 경우
- 간 기능이 어느 정도 유지되고 있다면, 하루 1~2잔의 커피는 간에 큰 부담을 주지 않습니다.
- 다만, 설탕이나 크림이 첨가되지 않은 블랙커피 형태로 섭취하는 것이 가장 적합합니다.

2. 항암 치료 중인 경우

- 화학요법이나 면역요법을 받고 있는 환자는 커피가 약물 대사에 영향을 미칠 가능성이 있으므로 카페인 섭취량을 조절해야 합니다.
- 항암 치료로 인해 소화기가 민감해질 수 있으므로, 카페인이 위산 분비를 자극하거나 위장 장애를 유발할 가능성을 고려해야 합니다.
- 카페인이 과도하게 많거나 설탕·시럽·크림이 많이 첨가된 커피음료는 피하는 것이 좋습니다.

개인의 건강 상태에 따라 커피 섭취가 적절할 수도 있고, 주의가 필요할 수도 있습니다. 따라서, 커피를 마시기 전 반드시 담당 의사와 상담하는 것이 가장 안전합니다.

간암 수술, 항암 치료 후 회복에 도움이 되는 음식은 무엇인가요?

간암 수술이나 항암 치료를 받은 환자는 신체가 큰 스트레스를 겪고 면역력이 약화된 상태이므로, 간 기능을 회복하고 체력을 보충하는 데 도움이 되는 음식 선택이 중요합니다. 간암 환자는 소화 능력에 따라 탄수화물, 단백질 등 영양소를 고르게 섭취하고, 신선한 채소와 과일을 충분히 먹는 것이 중요합니다.

단백질은 수술 후 손상된 조직의 복구, 간 기능 회복, 면역력 강화에 도움을 줄 수 있습니다. 추천 음식으로는 닭가슴살, 칠면조, 돼지고기의 지방 함량이 적은 살코기, 연어, 고등어, 참치 등 오메가-3 지방산이 풍부한 생선, 소화가 잘되고 식물성 단백질이 풍부한 콩류, 그릭요거트나 저지방 유제품 등이 있으며, 항암 치료 후 체내 염증을 줄이고 손상된 세포를 회복하기 위해 항산화 성분이 풍부한 신선한 채소와 과일, 견과류를 충분히 섭취하는 것이 좋습니다. 또한, 식이섬유의 충분한 섭취는 변비 등의 소화기 건강을 개선하므로 현미, 보리 등의 통곡물 섭취가 권장됩니다. 아보카도와 올리브유 같은 건강한

간 기능 회복을 돕는 영양소별 대표 식품

영양소	역할	식품
고품질 단백질	조직 재생, 면역력 강화	생선, 닭고기, 두부, 계란 흰자
항산화 비타민	간의 산화 스트레스 억제	비타민 C, E가 풍부한 오렌지, 브로콜리, 당근, 블루베리, 라즈베리 등의 베리류
복합 탄수화물	에너지 공급, 혈당 조절	귀리, 현미, 고구마
건강한 지방	염증억제	아보카도, 올리브유, 견과류
충분한 수분	간의 해독 기능 지원	-

지방 섭취 또한 간 건강 유지에 도움이 되며, 수술 후 탈수를 방지하고 신체 대사를 돕기 위해 적절한 수분 섭취가 중요합니다.

그러나 튀긴 음식, 패스트푸드 등의 고지방 음식은 간에 부담을 줄 수 있으며, 나트륨이 많은 가공식품은 간 손상을 악화시킬 수 있습니다. 또한, 간 건강을 위해 반드시 알코올 섭취를 제한해야 합니다.

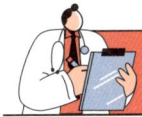 환문명답

- 간은 우리 몸에서 중요한 기능을 수행하는 장기이므로, 균형 잡힌 식단이 필수적입니다.
- 단백질은 조직 재생과 회복에 필수적이며, 고품질 단백질(생선, 두부, 닭고기, 계란 흰자)을 적절히 섭취해야 합니다.
- 단백질 섭취를 줄일지 여부는 반드시 의료진과 상담 후 결정해야 합니다.
- 커피는 간 건강에 긍정적인 영향을 줄 수 있으며, 하루 1~2잔의 블랙커피는 간암 예방과 간 효소 수치 개선에 도움을 줄 수 있습니다.
- 항암 치료 중이거나 카페인 민감성이 있는 경우, 커피 섭취 여부는 의사와 상담 후 결정하는 것이 좋습니다.
- 간암 수술 및 항암 치료 후에는 고품질 단백질, 항산화 비타민, 복합 탄수화물 등 균형 잡힌 식단이 회복에 도움이 됩니다.
- 항상 전문 의료진과 상의하여 개인 맞춤형 식단을 계획하는 것이 중요합니다.

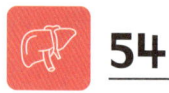 **54**

간암 환자인데
밥을 잘 못 먹겠어요

간암 치료 중에는 다양한 영양소를 충분히 섭취하여 좋은 영양 상태를 유지하는 것이 매우 중요하며, 균형 잡힌 식사가 필요합니다. 균형 잡힌 식사란 곡류, 고기, 생선, 계란, 콩류, 채소류, 과일류, 우유 및 유제품류, 유지 및 당류까지 여섯 가지 식품군을 고르게 섭취하는 것을 말합니다. 이처럼 다양한 식품군을 골고루 챙겨 먹는 것은 면역력을 높이고, 치료 부작용을 줄이며, 회복을 촉진하는 데 큰 도움이 됩니다.

식사량 감소의 원인과 대처법

간암 환자는 질병으로 인해 체내 에너지 필요량이 증가하지만, 치료 중 식욕부진, 메스꺼움, 구토, 미각 변화, 설사, 변비, 복부 팽만감 등의 증상으로 인해 섭취량이 부족해지고 기력 저하 및 체중 감소가 동반될 수 있습니다. 따라서 다양한 방법을 시도하여 음식 섭취를 늘리고, 필요하면 영양 보충 식품을 활용하여 영양 상태를 유지하는 것이 중요합니다.

식사 습관 조절 방법

간암 치료 중 식욕부진 및 부작용으로 인해 규칙적인 식사가 어려울 경우, 식사 시간을 고정하지 않고 먹고 싶을 때마다 소량씩 자주 먹도록 합니다. 쉽게 소화되는 음식을 섭취하고, 씹기 어려운 경우에는 고열량 유동식을 고려할 수 있습니다. 또한, 평소에 먹지 않던 다양한 색과 질감, 향이 있는 음식을 시도하여 입맛을 살려보는 것도 도움이 됩니다. 식사량이 부족할 경우, 간식을 활용하여 보충하거나, 영양 보충 식품을 적극적으로 이용하는 것이 좋습니다.

영양 보충 식품 활용법

영양 보충 식품은 충분한 영양 공급이 필요하거나 일부 영양 성분의 제한 또는 보충이 필요한 사람을 위해 식사의 일부 또는 전부를 대신할 목적으로 제조·가공된 식품입니다. 만약 식사량이 절반 이하로 감소한 경우, 매 끼니 영양 보충 음료 1팩을 추가로 섭취하거나, 식사를 거의 하지 못하는 경우 매 끼니 2~3팩을 섭취하는 것이 도움이 됩니다.

따라서, 밥을 잘 먹지 못할 경우 전반적인 식사량 및 체중 감소를 고려하여, 영양소가 골고루 포함된 영양 보충 식품을 활용하여 부족한 영양소를 보충하는 것이 필요합니다.

특수의료용도식품(영양 보충 식품) 활용 방법

구분	영양성분 및 활용
액상형	영양 보충 식품 1개(200ml)의 영양가 = 밥 1/3공기 + 계란 1개 + 채소 1접시 - 식사 대신 마시거나 간식으로 섭취 - 고구마, 밤, 미숫가루, 과일, 견과류 등을 넣어 셰이크로 만들어 섭취 - 환자에 따라 수분, 단백질, 무기질 함량이 다른 제품을 선택해야 할 수 있음
분말형	영양 보충 식품 1포(150kcal) = 영양죽 1공기 - 물, 유제품에 섞어서 섭취 - 밀가루 반죽 시 섞어서 사용 - 미숫가루 대용으로 섭취 단백질 보충 식품 1포(10g) = 소고기 50g 단백질 - 죽, 국, 음료 등에 섞어서 섭취
푸딩형	푸딩 1개(단백질 6g) = 소고기 30g 단백질 - 시원하게 후식으로 섭취 - 아이스크림 대용 섭취

* 출처: 서울아산병원 영양팀, 항암화학요법 환자의 영양관리

- 암 치료 중에는 좋은 영양 상태를 유지하기 위해 균형 잡힌 식사가 필수적입니다.
- 식욕부진 및 부작용이 있을 경우, 식사 시간을 고정하지 말고 소량씩 자주 섭취하는 것이 중요합니다.
- 씹기 어려운 경우 고열량 유동식을 활용하고, 다양한 음식 시도를 통해 입맛을 살릴 수 있습니다.
- 식사량이 부족하면 간식을 활용하여 보충하거나, 영양 보충 식품을 이용하는 것이 좋습니다.
- 식사량이 절반 이하로 줄어들면 매 끼니 영양 보충 음료 1팩, 식사를 거의 하지 못할 경우 2~3팩을 추가 섭취해야 합니다.

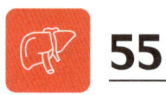 **55**

간암 환자가 피해야 하는 음식은 무엇인가요?

간암 치료를 받는 환자에게 올바른 영양 섭취는 매우 중요하며, 이는 치료 결과와 삶의 질에 큰 영향을 미칠 수 있습니다. 환자의 치료 단계와 건강 상태를 고려하여 안전하고 균형 잡힌 식단을 유지하는 것이 필수적입니다.

모든 음식을 익혀서 먹어야 하나요?

간암 환자의 식사 관리에서 피해야 하는 음식은 수술 후나 항암 치료 등의 진행 상황에 따라 다를 수 있습니다. 그러나 전반적으로 간 기능과 면역 기능 상태를 고려하는 것이 중요합니다. 항암제 투여 후 첫 2주간은 면역력이 떨어지므로, 오염 위험이 있는 익히지 않은 음식이나 끓이지 않은 물을 피하는 것이 좋습니다. 특히, 식중독은 간 기능과 면역 기능이 낮은 환자에게 치명적일 수 있으므로, 생선회 등의 생식은 피하는 것이 안전합니다. 여름철 어패류 섭취로 인한 비브리오균 감염은 치명률이 높기 때문에, 어패류는 반드시 충분히 익혀서 섭취해야 합니다.

즙 또는 진액, 분말로 만들어 먹어도 되나요?

간 기능이 저하된 경우, 일부 식품을 즙이나 진액, 분말 형태로 섭취하면 고농축된 성분이 간 대사에 부담을 줄 수 있습니다. 간은 영양소 대사와 독소 해독 등 몸으로 들어온 식품이나 약물 성분의 대사를 담당하는 중요한 장기입니다. 자연 상태에서 섭취할 때 문제가 없는 성분도 고농축 형태로 섭취하면 간이 과부하되어 독성을 나타낼 수 있으며, 간 효소를 활성화하거나 억제하여 항암제나 치료제의 대사를 방해할 수 있습니다. 따라서 식품은 가능한 한 자연 상태로 섭취하는 것이 바람직하며, 진액이나 분말 형태로 섭취하고자 할 경우 반드시 의사와 상담하는 것이 안전합니다.

그 외 조심해야 하는 식품

간암의 위험 인자로 잘 알려진 곰팡이독소(아플라톡신)에 오염된 식품을 피하거나 주의하여 섭취해야 합니다. 이는 주로 곡류, 견과류, 건조 과일 등이 고온다습한 환경에서 부적절하게 저장될 때 곰팡이가 증식하면서 발생할 수 있습니다. 따라서 적절하게 보관된 식품을 소비 기한 내에 섭취하는 것이 중요합니다.

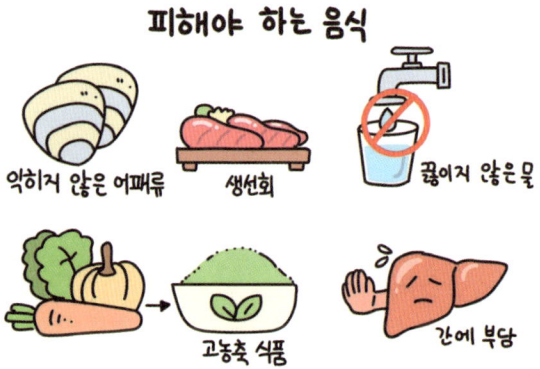

환문명답

- 환자의 치료 단계와 건강 상태를 고려하여 안전하고 균형 잡힌 식단을 유지하는 것이 필수적입니다.
- 간암 환자는 면역력이 저하될 수 있으므로, 익히지 않은 음식이나 끓이지 않은 물은 피해야 합니다.
- 생선회 및 어패류 생식은 감염 위험이 높아 반드시 익혀 섭취하는 것이 안전합니다.
- 즙, 진액, 분말 형태의 식품은 간 대사에 부담을 줄 수 있으므로 자연 상태로 섭취하는 것이 좋습니다.
- 곰팡이 독소(아플라톡신)에 오염된 곡류, 견과류, 건조 과일 등의 섭취를 피해야 합니다.

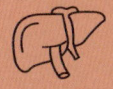
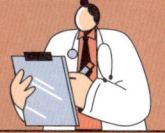

8
간암 환자가 지켜야 할 생활 습관과 운동 가이드

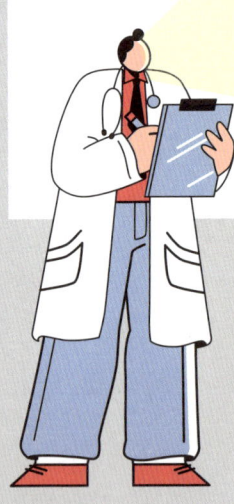

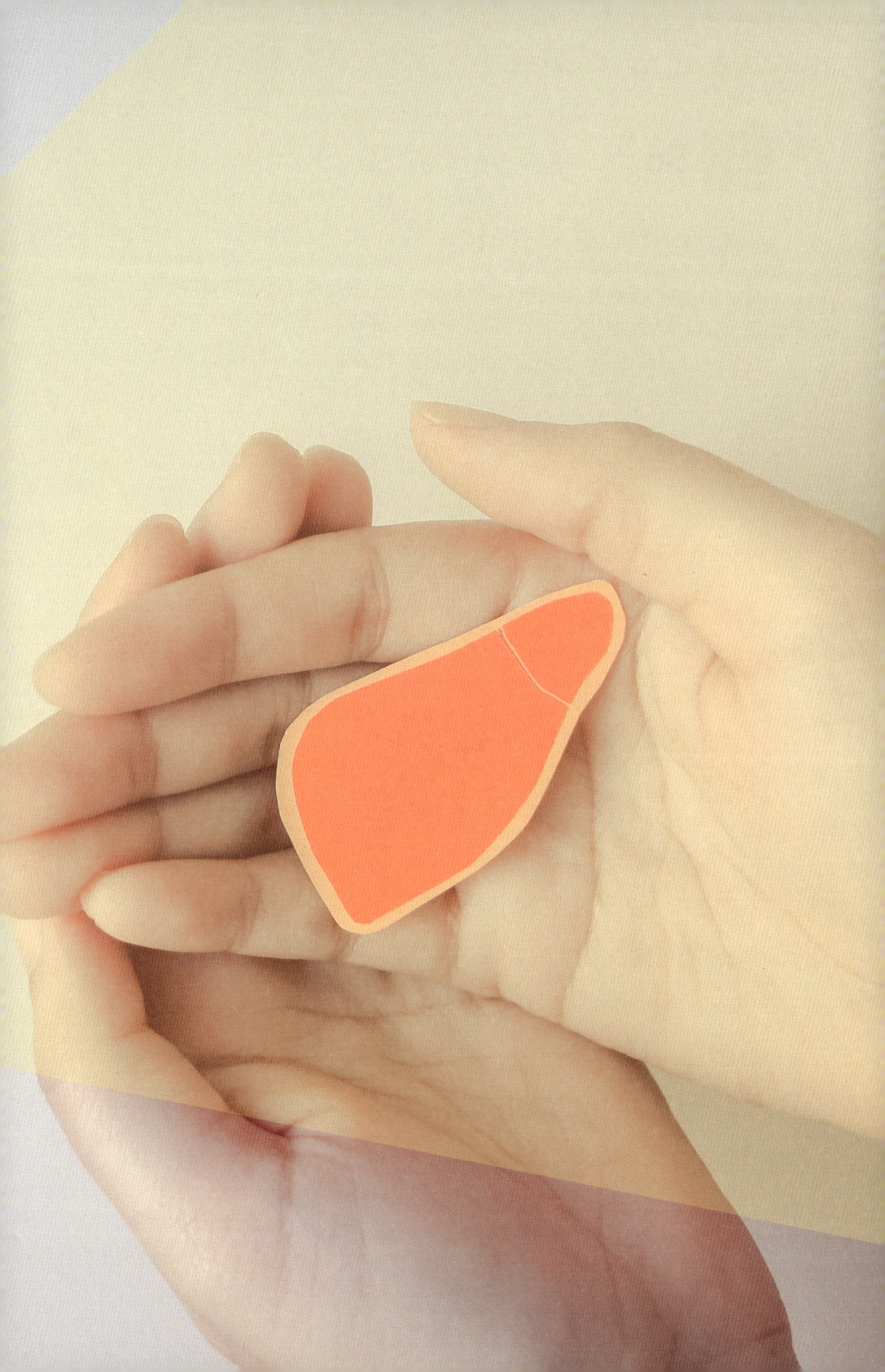

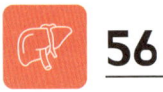 **56**

운동은 어느 정도까지 해도 될까요?

간암 환자를 위한 운동은 치료의 효과를 보완하고 체력을 유지 및 회복시키는 데 중요한 역할을 합니다. 운동은 근력, 심혈관 기능, 신체 건강 및 전반적인 웰빙을 개선할 수 있으며, 종양의 발생, 진행 및 전이에 영향을 미칠 수 있습니다. 또한, 항암 치료로 인한 피로, 우울증, 불안, 림프부종, 수면장애 등의 부작용을 완화할 수 있습니다. 신진대사를 조절하고 면역 환경을 개선하여 암세포의 증식을 억제하는 데에도 도움이 됩니다.

특히, 간암 환자는 근육량 감소(근감소증)와 체중 감소가 흔하게 발생하므로, 운동을 통해 근손실을 최소화하는 것이 중요합니다. 조기에 운동을 시작하면 치료 과정 중 근육 소모를 예방하고, 예후를 개선하며, 일상 활동에서의 독립성을 유지하는 데 기여할 수 있습니다.

간암 환자의 운동 기본 원칙

운동의 많은 이점에도 불구하고 간암 환자는 다른 만성질환이나 암 유형을 가진 사람들보다 신체활동 수준이 낮습니다. 간암 생존자는 신체 기능 저하와 피로로 인해 중강도 유산소 운동(주당 최소 150분)조차 수행하기 어려운 경우가 많습니다. 따라서, 운동의 강도와 지속 시간을 개별 환자의 상태에 맞춰 조정하는 것이 필수적입니다.

- **점진적 진행:** 처음에는 가벼운 강도로 시작하여 점진적으로 운동량을 늘려야 합니다.
- **맞춤형 접근:** 각 환자의 암 진행 단계, 치료 진행 상황, 체력 수준 등을 고려한 맞춤형 운동이 필요합니다.
- **전문의 상담:** 반드시 전문 의료진 및 운동처방사와 상담 후 운동을 시작하는 것이 안전합니다.
- **정기적인 평가:** 환자의 체력 수준을 주기적으로 평가하고, 필요에 따라 운동 프로그램을 조정해야 합니다.

권장되는 운동 프로그램

- **유산소 운동:** 걷기, 자전거 타기, 계단 오르기, 수영 등이 포함됩니다. 초기에는 저강도 운동을 10~30분간 주 3~5회 수행하며, 점진적으로 지속 시간을 늘려야 합니다.
- **저항성 운동:** 근육량 유지와 기능적 능력 향상을 위해 체중 부하

운동(스쿼트, 팔굽혀펴기)이나 덤벨, 밴드를 이용한 저항 운동을 권장합니다. 처음에는 주 2~3일 저강도로 시작하여 8~12회 3세트로 점진적으로 무게나 횟수를 늘립니다.

- **유연성·균형 운동** : 근육 긴장을 완화하고 관절 가동 범위를 유지하는 데 효과적이며, 요가와 스트레칭이 추천됩니다. 주 2회 이상 실시하며, 약간의 긴장감을 느낄 정도로 유지하는 것이 적절합니다.

운동 시 주의할 점

- 과도한 무리나 높은 강도의 운동은 피해야 하며, 심박수를 체크하며 조절합니다.
- 수술 직후에는 복압을 증가시키는 운동(예: 무거운 중량 들기)을 피하고, 수술 1~2달 후부터 천천히 시작하는 것이 좋습니다.
- 피로감이나 통증이 발생할 경우 즉시 운동을 중단하고 충분한 휴식을 취해야 합니다.
- 수분 섭취를 충분히 하며, 운동 중 체온 상승을 방지해야 합니다.

간암 환자를 위한 신체활동 가이드

구분	유산소 운동	저항성 운동	유연성·균형 운동
운동 빈도	주 3~5일, 가능하면 매일 권장	주 2~3일	주 2일 이상
운동 강도	최대심박수의 64~75% 수준 대화는 가능하되 숨이 조금 찰 정도	1회 최대 반복 무게(1RM)의 30% 수준(저강도)에서 시작, 점차 강도 증가하여 8~12회 반복 가능한 강도로 진행	약간의 불편함이나 긴장감이 느껴질 때까지 스트레칭
운동 종류	큰 근육을 활용한 리드미컬한 전신 활동 예: 걷기, 자전거 타기, 계단 오르기, 조깅, 수영 등	덤벨, 밴드, 체중 등을 이용한 저항 운동 예: 스쿼트, 팔굽혀펴기 등, 상·하지 주요 근육 운동	상체와 하체의 큰 근육을 활용한 유연성과 균형을 높이는 운동 예: 요가, 정적인 스트레칭 등
운동 시간	회복 상태에 따라 1분 운동 + 점차 10분~30분 활동시간 증가 최종 목표: 한 번에 40분 운동	세트당 8~12회 반복, 총 3세트 실시	30~60초 유지, 3회 반복, 총 5~10분 동안 실시

유산소 운동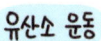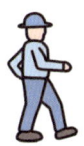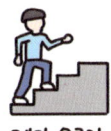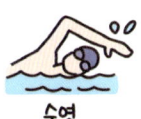
걷기 자전거 타기 계단 오르기 수영

저항성 운동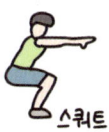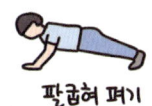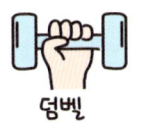
스쿼트 팔굽혀 펴기 덤벨

유연성과 균형운동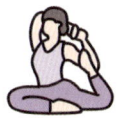
요가 · 스트레칭

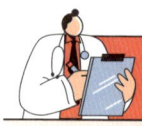 ## 환문명답

- 간암 환자의 운동은 치료 효과를 보완하고 근손실을 줄이는 데 중요한 역할을 합니다.
- 운동 강도는 환자의 상태에 따라 조정해야 하며, 반드시 전문 의료진과 상담 후 시작하는 것이 좋습니다.
- 유산소 운동, 저항성 운동, 유연성 운동을 균형 있게 병행하는 것이 효과적입니다.
- 무리한 운동을 피하고, 피로감이나 통증이 느껴지면 즉시 휴식을 취해야 합니다.
- 운동은 저강도부터 시작하여 점진적으로 강도를 높이며, 일관성을 유지하는 것이 중요합니다.

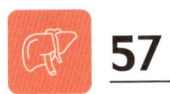

57

소량의 음주는 가능한가요?

음주는 건강을 해치는 나쁜 습관으로, 다양한 질환(지방간, 간염, 간경변증, 췌장염, 고혈압, 뇌졸중, 각종 암 등)을 유발하거나 악화시킬 수 있습니다. 술은 세계보건기구(WHO) 산하 국제암연구소(IARC)에서 지정한 1군 발암 물질로, 음주로 인해 발생할 수 있는 암으로는 간암, 위암, 대장·직장암, 구강암, 인두암, 후두암, 식도암, 유방암 등이 있습니다.

음주와 간암의 연관성

음주로 인해 발생할 수 있는 알코올 간질환은 지방간, 간염, 간경변증 및 간암을 포함하는 질환군입니다. 알코올 간질환의 발생에는 여러 요인이 영향을 미치지만, 가장 중요한 요소는 알코올 섭취량입니다. 술을 많이 마실수록 간질환 발생 위험이 커지며, 장기간 과도한 음주는 간경변증과 간암 발생의 주요 원인이 됩니다. 특히, 만성 간질환 환자는 음주로 인해 간경변증이 더욱 악화될 수 있으며, 간암 발생 위험이 증가합니다.

간암 환자는 음주를 하면 간 기능이 더욱 악화되고, 치료 효과가 저하되며, 재발 위험이 증가합니다. 술은 간에서 대사되며, 이미 손상된 간 조직에 추가적인 부담을 줍니다. 또한, 음주는 면역력을 저하시켜 항암 치료의 효과를 떨어뜨리고, 간암 환자의 전반적인 생존율을 낮출 수 있습니다.

간암 치료를 받고 있는 환자는 한두 잔의 소량 음주로도 간 기능이 저하될 수 있고, 질환의 진행을 가속화할 수 있습니다. 또한, 간암 치료 후에도 금주를 유지하는 것이 간암 재발을 방지하는 데 매우 중요합니다.

소량 음주의 위험성

음주량을 산출하는 단위로 '표준잔(standard drink)'을 주로 이용하고 있습니다. '한 잔'이란 '표준잔'을 의미하며, 이는 국가별로 조금씩 차이가 있으나 대개 순 알코올 함량 10g에 해당됩니다. 우리나라 보건복지부는 2018년 '음주폐해예방 실행계획'에서 1표준잔을 알코올 7g이 포함된 소주/맥주 기준 1잔으로 제시하였습니다. 술 종류에 따른 알코올 함량은 다음과 같습니다.

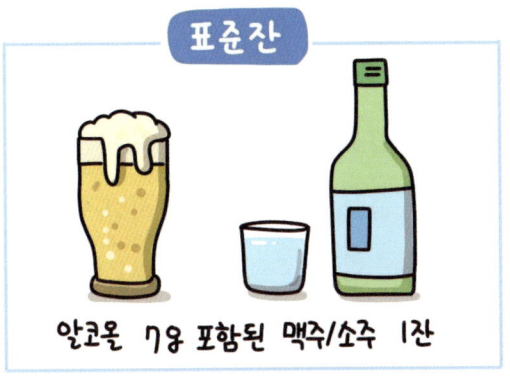

술 종류에 따른 알코올 함량

술 종류	용량(ml/병)	알코올 농도(%)	알코올 함량(g)
소주	360	17	48.6
맥주	355	4.5	12.7
와인	700	12	66.8
막걸리	750	6	35.8
위스키	360	40	114.4

과거에는 '적정 음주량'이라는 개념이 건강에 이로운 음주량을 의미하며, 남성은 하루 두 잔, 여성은 하루 한 잔까지 허용된다고 여겨졌습니다. 그러나 현재는 이러한 기준이 사라졌습니다.

최근 개정된 암 예방 수칙에 따르면, 술을 마시는 순간부터 암 발생 위험이 증가한다는 연구 결과를 바탕으로, 암 예방을 위해서는 한두 잔의 소량 음주도 피해야 한다고 권고하고 있습니다. 또한, 만성 간질환 환자의 경우 금주를 통해 질환의 진행과 간암 발생 위험을 줄일 수 있습니다.

우리나라는 다른 나라에 비해 음주 규제가 느슨하며, 음주에 대해 지나치게 관대한 편입니다. 이러한 음주 문화를 개선하기 위해 구체적인 정책 개정과 사회적 인식 변화를 위한 노력이 필요합니다.

음주는 다양한 질환을 유발하거나 악화시킬 수 있습니다. 세계보건기구(WHO)는 술을 1군 발암 물질로 지정했으며, 건강을 위해 '적정 음주'라는 개념은 존재하지 않습니다. 암을 예방하려면 술을 마시지 않는 것이 가장 좋습니다. 특히 간질환 환자는 하루 한두 잔의 소량 음주로도 질환이 악화될 위험이 크므로 반드시 금주해야 합니다.

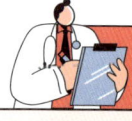

환문명답

- 술은 세계보건기구(WHO)에서 지정한 1군 발암 물질이며, 건강을 위해서는 '적정 음주량'이라는 개념이 존재하지 않습니다.
- 한두 잔의 소량 음주도 간암을 포함한 여러 암의 발생 위험을 증가시킬 수 있습니다.
- 만성 간질환이 있는 환자는 금주를 통해 질환 진행을 늦추고 간암 발생 위험을 줄일 수 있습니다.
- 우리나라의 음주 문화는 상대적으로 관대하며, 건강을 위해 음주 규제 강화와 사회적 인식 변화가 필요합니다.

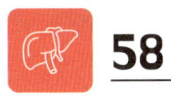

58

간암 환자인데 담배를 끊기가 어려워요

실제 진료 현장에서 "간암 환자는 담배를 피워도 괜찮나요?" 또는 "간암 진단 이후 술은 끊었지만, 담배는 계속 피우고 있습니다"라는 질문을 하는 환자나 보호자를 종종 만나게 됩니다. 이는 간암 환자뿐만 아니라 일반인에게도 흡연의 위험성과 중요성이 충분히 알려지지 않았음을 보여줍니다.

국내 흡연율은 과거에 비해 감소했지만, 최근 10년 동안 여전히 34~48%로 높은 수준을 유지하고 있습니다. 흡연은 폐암, 후두암 등 다양한 암 질환의 주요 원인으로 알려져 있으며, 간암 발생 위험 또한 약 1.5~2배 증가시키는 것으로 보고되었습니다. 특히, 흡연과 음주가 동반되거나, B형간염 또는 C형간염 환자가 흡연을 할 경우 간암 발생 위험이 더욱 증가하는 것으로 보고되었습니다. 반면, 금연은 간암 발생 위험을 낮추는 데 기여하므로, 간암 예방을 위해 반드시 실천해야 합니다.

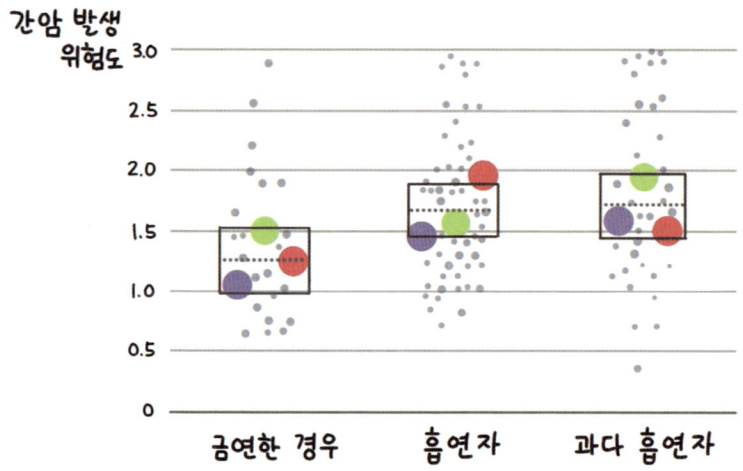

간암 환자에서 흡연이 미치는 영향

그렇다면, 이미 간암을 진단받은 환자에게 흡연은 어떤 영향을 미칠까요? 최근 연구에 따르면, 흡연은 간암 환자의 생존율을 감소시키는 것으로 나타났습니다. 또한, 흡연자는 간암 수술 후 담즙 누출이나 간부전과 같은 합병증이 발생할 위험이 높다는 보고도 있었습니다. 특히, 국내 간암 환자를 대상으로 한 대규모 연구에서는, 수술이나 고주파열치료술(RFA)과 같은 근치적 치료를 받은 환자에서도 흡연이 생존율 감소와 연관이 있다는 점이 확인되었습니다. 이는 근치적 치료를 받았더라도 흡연이 간암 환자의 생존에 부정적인 영향을 미친다는 것을 의미하며, 따라서 간암 환자에게 금연은 선택이 아니라 필수적인 요소라고 할 수 있습니다.

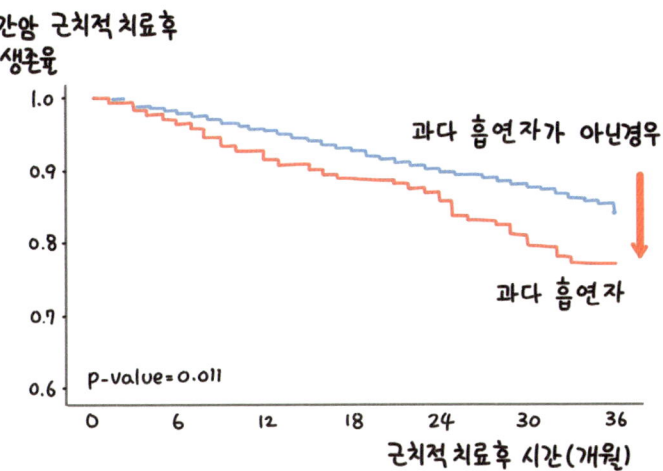

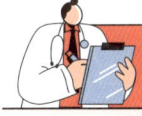 **환문명답**

- 흡연은 간암 발생 위험을 증가시키며, 다른 간암 위험 요인이 있을 경우 발생 위험도가 더욱 커집니다.
- 간암 환자의 흡연은 생존율을 낮추고, 수술 후 합병증 발생 위험을 증가시킵니다.
- 금연은 간암 환자의 치료 효과를 극대화하고, 예후를 개선하는 필수적인 요소입니다.
- 간암 환자는 반드시 금연을 실천해야 하며, 이를 위한 적극적인 관심과 노력이 필요합니다.

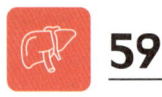

고혈압, 당뇨병, 고지혈증이 있는데 어떻게 관리해야 하나요?

고혈압, 당뇨병, 고지혈증과 같은 대사질환은 간암 발생 위험을 높이는 중요한 위험 인자입니다. 대사이상 지방간질환 환자가 비만이나 과체중이 있으면 간암 발생 위험이 1.31배, 당뇨병이 있으면 간암 발생 위험이 2.08배, 고혈압이 있으면 간암 발생 위험이 1.42배 높아집니다. 만성 B형간염 환자에서는 당뇨병이 있으면 간암 발생 위험이 1.26배 증가하며, 알코올 또는 C형간염에 의한 간경변증 환자에서 비만과 당뇨병이 동반될 경우 간암 발생 위험이 6배 이상까지도 높아질 수 있습니다. 하지만, 이러한 위험 인자를 적절히 관리하면 간암 발생 위험을 절반까지 낮출 수 있습니다.

고혈압과 간암의 관계

고혈압 환자의 레닌-안지오텐신계 활성화는 혈관생성인자를 증가시켜 간암의 성장을 촉진할 수 있습니다. 이러한 이유로 고혈압의 철저한 관리는 간암의 예방과 치료에 핵심적인 역할을 합니다. 고혈압 치료제 중 안지오텐신 전환효소 억제제(ACE 억제제; angiotensin converting enzyme inhibitor), 안지오텐신 수용체 차단제(ARB; angiotensin receptor blocker) 등의 약물은 간암 환자의 예후를 개선하는 효과가 있는 것으로 보고되었습니다. 다만, 진행성 간경변증 환자의 경우 이러한 약물이 고칼륨혈증이나 신부전을 유발할 수 있으므로 반드시 전문의와 상담 후 적절한 치료법을 선택하는 것이 중요합니다.

당뇨병과 간암의 관계

당뇨병 환자는 체내 염증성 사이토카인과 세포 성장 인자가 증가하여, 간암세포의 발생과 증식이 촉진될 수 있습니다. 연구에 따르면, 간암 환자가 당뇨병을 동반하면 전체 사망률이 1.38배, 간암 특이 사망률이 1.88배 상승하는 것으로 나타났습니다. 따라서 당뇨병의 철저한 관리는 간암 치료의 효과를 높이고 예후를 개선하는 데 필수적입니다. 특히 메트포르민과 SGLT2 억제제와 같은 당뇨병 치료제는 간암 발생 위험을 낮추고 치료 효과를 개선하는 것으로 보고되고 있습니다.

고지혈증과 간암의 관계

고지혈증과 간암의 관계는 다소 복잡한 양상을 보입니다. 간질환이 진행될수록 혈중 콜레스테롤 수치가 감소하는 경향이 있어 해석에 주의가 필요합니다. 하지만 여러 연구에서 스타틴 계열 약물은 간암 환자의 예후 개선에 긍정적인 효과가 있는 것으로 밝혀졌습니다.

간암의 항암 치료 중 혈압과 지질 관리

면역·표적 항암 치료를 받는 간암 환자는 혈압과 지질 관리가 매우 중요합니다. 아테졸리주맙과 베바시주맙 병합 요법을 사용하는 환자의 약 40%에서 고혈압이 발생하며, 소라페닙을 사용하는 환자의 20%에서도 고혈압이 보고되고 있습니다. 한편, 일부 스타틴 계열 약물은 소라페닙과 같은 항암제의 간 대사에 영향을 미칠 수 있어 사용에 주의가 필요합니다.

간암 환자에서 대사질환별 영향과 치료 시 고려사항

구분	고혈압	당뇨병	고지혈증
간암 발생 위험	증가	증가	논란이 있음
간암 예후에 미치는 영향	종양 성장 촉진 위험	사망률 1.38~1.88배 증가	간질환 중증도에 따라 해석에 주의
주요 치료 약물	ACE 억제제, ARB	메트포르민, SGLT2 억제제	스타틴
항암 치료 시 주의점	아테졸리주맙+베바시주맙, 소라페닙 사용 시 고혈압 발생	혈당 조절이 예후에 중요	소라페닙과 스타틴 투약 시 상호작용

일문일답

- 대사질환(고혈압, 당뇨병, 고지혈증)은 간암 발생 위험을 높이는 중요한 위험 인자입니다.
- 대사질환의 철저한 관리는 간암 예방은 물론, 간암 환자의 생존율 개선에도 도움이 됩니다.
- ACE 억제제, ARB 계열의 혈압약, 메트포르민, SGLT2 억제제, 스타틴 계열 약물의 사용은 간암 발생 위험을 낮추고 예후를 개선하는 데 효과적입니다.
- 간암 치료 중 면역·표적 항암제를 사용하는 경우 고혈압 발생 위험이 증가할 수 있습니다.
- 모든 약물 치료는 반드시 전문가와 상담한 후 신중히 결정해야 합니다.

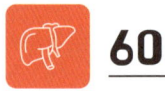

60

간암 환자인데 성생활을 해도 되나요?

암 치료 후에도 성생활은 암 생존자의 삶의 질을 높이는 중요한 요소입니다. 암 진단과 치료 과정에서 신체적, 정서적 부담으로 인해 피로감이나 우울증이 나타날 수 있으며, 이로 인해 성기능 장애를 경험하는 경우도 많습니다. 하지만 성생활에 대한 고민을 털어놓기 어려워하는 환자들이 많습니다.

수술 및 항암 치료 등의 발전으로 암 생존자가 증가하면서, NCCN, ASCO, ESMO 등 권위 있는 국제 가이드라인에서도 전신 상태가 회복된 환자가 정상적인 성생활을 유지하는 것이 정서적 안정과 사회적 관계 회복에 도움이 된다고 권고하고 있습니다. 간암 환자와 가족들이 성생활과 관련된 궁금증을 해소하고, 보다 건강하고 안전하게 성생활을 유지하는 데 도움을 주기 위한 내용을 담았습니다.

암 치료 후 준비

암 치료 후에는 피로 관리와 신체 컨디션을 향상시켜 성생활을 재개할 수 있도록 노력하는 것이 중요합니다. 규칙적인 생활 습관을 유지하고 충분한 휴식을 취하며, 낮 동안 짧은 휴식을 통해 에너지를 비축하는 것이 좋습니다. 또한, 가벼운 운동을 통해 체력을 증진시키고 균형 잡힌 식사를 유지하면 영양 상태가 개선되며, 의료진의 조언에 따라 재활치료나 운동을 병행하면 성생활에 필요한 체력을 자연스럽게 회복할 수 있습니다.

성욕 촉진을 위해서는 부드러운 스킨십과 애무를 통해 서서히 친밀감을 높이는 방법도 유용하며, 남성의 경우 혈액검사를 통해 테스토스테론 수치를 확인하고, 필요할 경우 남성호르몬 보충 치료를 고려할 수 있습니다. 암 진단 후 충격으로 인해 절반 이상의 환자들이 성기능 장애를 경험하는데, 이럴 경우 담당 의사와 상담 후 단기간

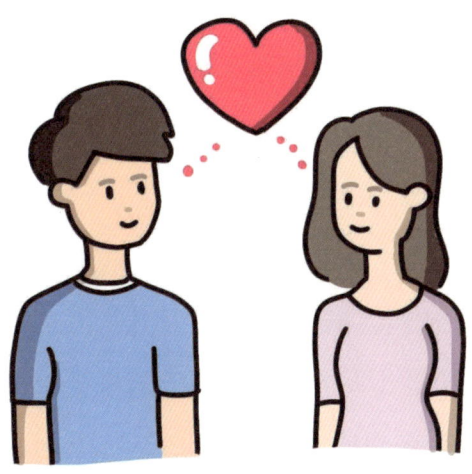

발기부전 치료제를 복용하면서 성생활을 시작하는 것도 도움이 될 수 있습니다.

간암 환자의 주의 사항

간암 환자의 경우 특히 B형·C형간염 보유 여부에 따라 추가적인 주의가 필요합니다. 간암의 주요 원인 중 하나인 바이러스 간염은 체액을 통해 전파될 수 있으므로, 감염 전파를 막기 위해 성생활 시 반드시 콘돔 등의 예방조치를 병행해야 합니다. 또한, 치료 후 피로감이나 통증 등 부작용이 있을 경우에는 주치의와 상담하여 충분히 회복된 후 성생활을 재개하는 것이 바람직합니다. 정기적인 간 기능 검사와 건강 검진을 통해 암 재발이나 간 기능 변화를 조기에 발견할 수 있도록 관리하는 것도 중요합니다.

배우자 및 파트너와의 소통

성생활을 재개하기 전에는 배우자나 파트너와 솔직하고 열린 대화를 통해 서로의 기대와 우려를 공유하는 것이 필요합니다. 먼저 작은 스킨십부터 시작하여 점진적으로 친밀감을 쌓아가며, 서로 격려하고 칭찬하는 과정을 통해 신뢰를 회복하는 것이 좋습니다. 만약 소통에 어려움이 있다면 성치료 전문가나 부부 상담사의 도움을 받는 것도 효과적입니다. 개별 맞춤형 상담과 정기적인 건강 점검을 병행한다면, 치료 후 회복된 간암 환자도 안전하게 성생활을 유지하며 삶의 질과 행복감을 높일 수 있습니다.

간암 환자의 성생활: 흔한 문제 및 권장 사항

문제	권장사항
피로감 및 체력 저하	- 충분한 휴식과 수면을 취합니다. - 활동은 컨디션이 좋은 시간대로 계획하고, 규칙적인 가벼운 운동(예: 산책, 스트레칭 등)을 통해 체력을 서서히 향상시킵니다.
신체 회복 및 통증	- 수술이나 치료 후 상처 부위 통증이 있는 경우, 완전히 회복될 때까지 성생활 재개를 미룹니다. - 통증이나 불편감은 의료진과 상담하여 적절히 조절하며, 성생활 시에는 편안한 체위나 보조도구(예: 베개 등)를 활용합니다.
성욕 저하	- 치료 중 또는 치료 후 일시적으로 성욕 감소가 올 수 있으므로, 성생활을 서두르지 않고 천천히 친밀감을 회복합니다. - 로맨틱한 분위기 조성 등을 통해 성적 욕구를 자극하며, 건강이 회복됨에 따라 성욕도 서서히 돌아올 수 있음을 인지합니다. - 필요한 경우, 성욕 저하의 원인(예: 호르몬 변화, 우울감 등)에 대해 전문의와 상담합니다.
성기능 장애 (발기부전 등)	- 남성의 경우 간경변증 등으로 인한 남성호르몬 저하나 약물 영향으로 발기부전이 발생할 수 있으므로, 의료진과 상담 후 발기부전 치료제 사용을 고려합니다. - 남성형 갱년기의 경우 남성호르몬 보충요법이 큰 도움이 됩니다. - 여성의 경우 질 건조 증상이 나타나면, 질 윤활제나 보습제를 사용하여 불편함을 줄입니다.
심리적 요인 (우울감, 불안 등)	- 암 치료 과정에서 발생한 우울감이나 불안은 성욕 및 성기능에 영향을 줄 수 있으므로, 이러한 감정을 파트너와 솔직하게 공유합니다. - 필요시 전문가의 도움을 받아 정신적인 안정을 도모하며, 충분한 정보 습득과 상담을 통해 두려움을 줄이고 자신감을 회복합니다.

 **환문명답**

- 암 치료 후 성생활은 삶의 질을 높이는 중요한 요소입니다.
- 신체 컨디션 회복과 피로 관리를 통해 성생활을 점진적으로 재개할 수 있습니다.
- 성기능 저하가 지속될 경우, 담당 의사와 상담하여 해결책을 찾는 것이 좋습니다.
- 암 환자는 바이러스 간염 감염 예방을 위해 성생활 시 반드시 콘돔을 사용해야 합니다.
- 배우자와의 열린 대화를 통해 서로의 기대와 우려를 공유하는 것이 중요합니다.

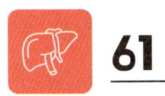

61

치과 치료를 받고 싶은데 가능한가요?

　간암 환자도 치과 치료를 받을 수 있습니다. 하지만 간 기능이 저하된 상태에서는 출혈이 발생할 가능성이 높기 때문에, 치료 과정에서 몇 가지 주의해야 할 점이 있습니다. 치과 치료는 출혈이 발생하지 않는 치료와 출혈이 발생할 수 있는 치료로 나뉩니다. 일반적으로 출혈을 동반하지 않는 치료는 큰 문제 없이 받을 수 있지만, 출혈 가능성이 있는 치료는 간 기능 저하로 인해 예상치 못한 문제가 생길 수 있습니다.

간암 환자가 받을 수 있는 치과 치료

　대부분의 간암 환자는 잇몸 위 치석 제거나 신경 치료, 보철 치료와 같은 출혈을 동반하지 않는 치료를 안전하게 받을 수 있습니다.

그러나 잇몸 아래 치석 제거, 발치, 임플란트, 구강 내 수술처럼 출혈 가능성이 있는 치료는 간 상태와 치료 과정에 맞춰 신중히 진행해야 합니다. 치료 전 반드시 간 기능 검사를 통해 출혈 위험도를 평가하고 적절한 예방 조치를 취해야 합니다.

간암 환자의 치과 치료

가능한 치료	주의가 필요한 치료
치석제거(치은연상)	치석제거(치은연하)
신경치료	치주치료
보철치료	발치
교정치료	임플란트
비관혈적 구내염치료	구강내 소수술
턱관절 질환 보존적 치료	악골 관련 수술

간암 환자가 치과 치료를 받을 때 알아야 할 점

간은 혈액 응고에 필요한 단백질을 만드는 중요한 기관입니다. 하지만 간 기능이 저하되면 혈액이 제대로 응고되지 않아 출혈이 쉽게 발생할 수 있습니다. 따라서 간암 환자가 치과 치료를 받을 때는 치료 전 간 기능 수치를 반드시 확인해야 합니다. 이를 통해 출혈 위험을 평가하고, 필요한 경우 수혈을 통해 혈액 상태를 교정할 수 있습니다. 만약 치료 중 출혈이 발생하면 국소 지혈제를 사용하여 이를 효과적으로 관리할 수 있습니다.

치료에 사용되는 약물 역시 주의해야 합니다. 간은 몸에서 약물을 대사하고 배출하는 역할을 합니다. 하지만 간 기능이 저하된 경우, 진통제나 마취제, 항생제 같은 약물이 제대로 대사되지 않아 독성이 증가하거나 부작용이 나타날 수 있습니다. 따라서 간 기능 상태에 따라 약물 용량을 조절하거나 대체 약물을 사용하는 것이 중요합니다.

특히 아바스틴(bevacizumab)과 같은 혈관형성 억제제를 사용하는 경우, 드물게 골괴사(뼈 손상)가 발생할 수 있습니다. 턱뼈 통증이나 회복 지연이 나타날 수 있으므로, 치과 치료 전에 반드시 주치의와 상의하여 약물 사용 여부를 결정해야 합니다.

간암 환자는 면역력도 약해질 수 있습니다. 면역력이 떨어지면 치료 후 감염 위험이 커질 수 있으므로, 감염 예방을 위한 항생제를 미리 처방받고, 치료 이후에도 감염 증상이 나타나지 않는지 지속적으로 관찰해야 합니다. 특히 항암 치료 중이거나 간이식 후 면역억제제를 사용하는 경우 감염 위험이 더 높아질 수 있습니다. 이러한 경우 치과 치료 전후로 더욱 철저한 대비가 필요합니다.

간암 치료 단계별 치과 치료 가이드

간암 환자의 치과 치료는 치료 단계에 따라 달라질 수 있습니다. 항암제를 사용하는 경우, 항암제는 백혈구와 혈소판 수치를 낮춰 출혈과 감염 위험을 증가시킵니다. 따라서 항암 치료가 종료된 뒤 치료를 받는 것이 더 안전합니다. 특히, 혈관 형성을 억제하는 항암제는 출혈 경향을 증가시키고 상처 회복을 지연시킬 수 있어 치료 전에 반드시 중단해야 합니다.

치과 치료 후 통증 관리에 사용하는 진통소염제(NSAIDs)는 염증을 완화하는 데 효과적이지만, 간 기능에 부담을 줄 수 있습니다. 간암 환자에서는 이러한 약물이 드물게 간독성을 유발할 수 있어 주의가 필요합니다. 따라서 간에 무리가 적은 진통제나 대체 약물을 사용하는 것이 권장됩니다. 약물 사용 전에는 반드시 간 상태를 평가하고 의사의 지시에 따라야 합니다.

간이식을 받은 환자는 면역억제제를 복용해 이식된 간을 보호합니다. 하지만 이러한 약물은 면역력을 크게 약화시키므로 감염에 더욱 취약해질 수 있습니다. 이 경우 치과 치료를 받을 때 항생제를 처방받고, 치료 후 감염 여부를 주의 깊게 관찰하는 것이 중요합니다.

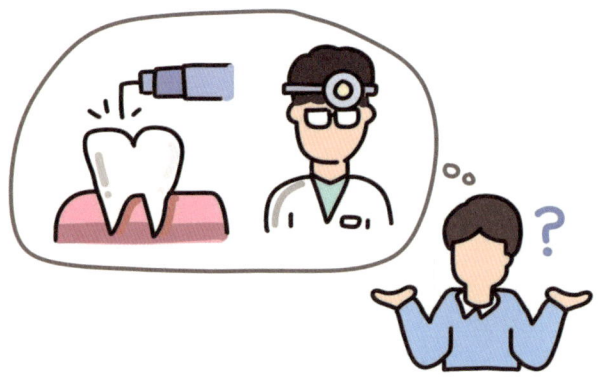

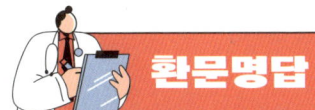

환문명답

- 간암 환자도 적절한 준비와 조치를 통해 대부분의 치과 치료를 받을 수 있습니다.
- 치료 전 간 상태를 확인하고, 약물 조정 및 감염 예방 계획을 세우는 것이 중요합니다.
- 출혈 위험이 있는 치료는 간암 치료 과정과 환자의 건강 상태를 고려해 신중히 진행해야 합니다.
- 치과 의사와 적극적으로 소통하며 자신에게 맞는 치료 방법을 선택하는 것이 안전한 치료의 핵심입니다.

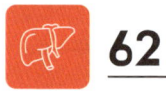

62

진통제가 간에 안 좋다고 해서 통증을 참고 있어요

많은 간암 환자와 가족들은 치료 과정에서 발생할 수 있는 통증에 대해 걱정합니다. 통증은 암 환자가 생존 기간 동안 경험하는 가장 흔한 증상 중 하나이며, 환자와 가족의 삶의 질에 큰 영향을 미칩니다. 통증이 심해지면 수면장애, 식욕부진, 체력 저하로 인해 치료 의지가 약해질 수 있으며, 불안과 우울감이 더해지면서 통증이 더욱 심하게 느껴질 수도 있습니다. 특히 간암 환자는 기저 간 기능이 저하된 상태에서 진단받는 경우가 많아, 진통제 복용에 대한 막연한 두려움을 갖기도 합니다. 그러나 간암으로 인한 통증은 의료진과 함께 적극적으로 치료하면 대부분의 경우 조절이 가능합니다.

간암과 관련된 통증 유형

간암으로 인해 발생하는 통증은 여러 가지 원인에 의해 나타날 수 있습니다.

- 종양의 크기가 커지면서 간을 둘러싸고 있는 피막(Glisson's capsule)을 자극할 때
- 간 비대로 인해 발생하는 오른쪽 윗배 통증
- 종양이 간내 담관을 압박하여 담즙 정체로 인한 복통
- 간암이 뼈, 폐, 복막 등으로 전이되면서 해당 부위에서 발생하는 통증
- 암 치료 과정에서 발생하는 통증

통증 조절을 위한 접근법

간암 환자는 의료진에게 통증의 정도, 위치, 양상, 완화 및 악화 요인 등을 자세히 설명하는 것이 중요합니다. 의료진은 환자의 간 기능, 통증 강도, 암의 진행 상태, 전반적인 건강 상태 등을 고려하여 적절한 치료법을 결정합니다. 통증 조절 방법은 다음과 같습니다.

1. 약물 치료(진통제)
- 세계보건기구(WHO)의 3단계 진통제 사다리를 활용하여 환자의 통증 수준에 맞는 진통제를 선택합니다.
- 비마약성 진통제, 마약성 진통제, 신경병성 통증 및 골성 통증을

위한 보조 진통제 등을 단계적으로 사용합니다.
- 혈중 진통제 농도를 일정하게 유지하기 위해 정해진 시간에 규칙적으로 복용해야 하며, 통증이 심해질 때까지 기다리지 않는 것이 중요합니다.
- 일부 마약성 진통제는 간 기능이 저하된 환자에서 독성 대사산물이 증가할 수 있으므로, 반드시 전문의와 상담 후 복용해야 합니다.
- 마약성 진통제의 흔한 부작용인 변비는 간성 뇌증을 악화시킬 수 있어 주의가 필요합니다.

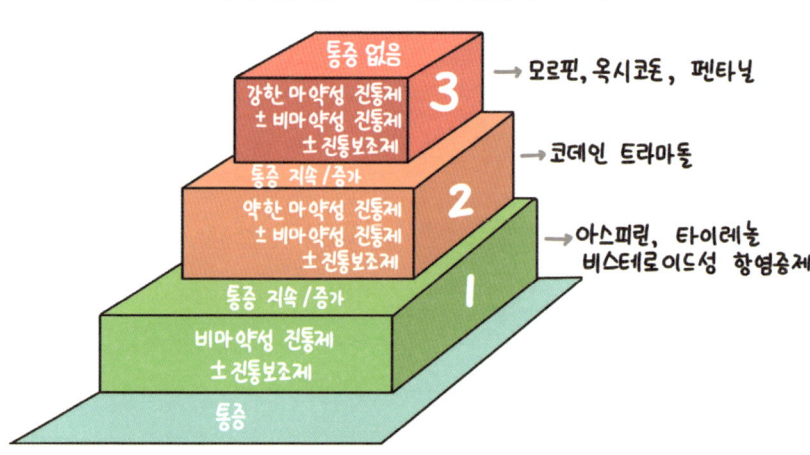

2. 비약물 치료
- 신경 차단술, 방사선치료 등을 활용하여 통증을 완화할 수 있습니다.

- 심리 상담과 이완 요법을 병행하면 통증에 대한 불안을 줄이는 데 도움이 됩니다.

진통제 복용과 간 건강

간경변증이 있는 환자는 약물의 흡수, 분포, 생체 이용률 등에 영향을 받을 수 있으며, 정맥류 출혈, 복수, 간성 뇌증 등의 부작용이 발생할 가능성이 있습니다. 따라서 간암 환자는 자신에게 적합한 진통제와 용량을 결정하기 위해 반드시 전문 의료진과 상담해야 합니다. 또한, 통증 조절을 위해 타인의 약을 임의로 복용하거나 자의적으로 약을 중단하는 것은 위험할 수 있습니다.

일부 마약성 진통제는 간경변증으로 인해 간 기능이 저하된 환자에서 생체 이용률이 변화하면서 독성 대사 산물이 증가할 수 있으며, 이로 인해 부작용이 발생할 가능성이 높아집니다. 따라서 다른 사람의 약을 임의로 복용하거나, 처방 없이 진통제를 구입하여 복용하는 것은 반드시 피해야 합니다. 또한, 마약성 진통제의 흔한 부작용 중 하나인 변비는 간성 뇌증을 악화시킬 수 있으며, 평소 복용하던 용량이라 하더라도 전신 상태의 변화에 따라 부작용이 나타날 수 있습니다. 따라서 환자의 간 기능 상태에 맞는 적절한 진통제 선택과 용량 조절, 부작용 관리 등을 위해 간암 전문의와의 상담이 필수적입니다.

간암 전문의는 간암으로 인한 통증을 효과적으로 조절하기 위해

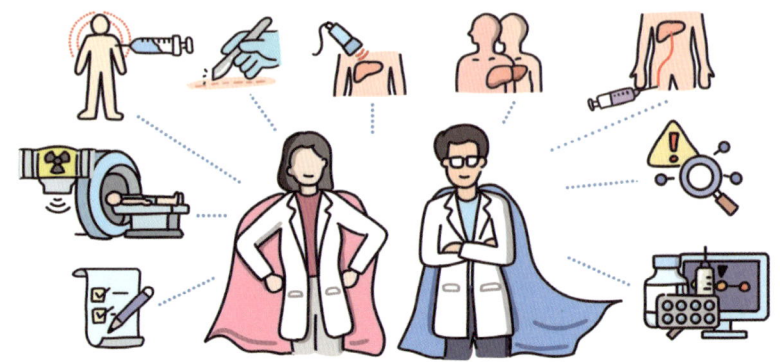

다양한 치료 방법과 여러 단계의 진통제를 활용할 수 있습니다. 환자와 의사가 통증의 정도를 함께 평가하고, 간 기능 상태를 고려한 맞춤형 치료 계획을 세운다면, 간 기능을 악화시키지 않으면서도 효과적으로 통증을 조절할 수 있습니다. 간 기능이 저하된 간암 환자라고 해서 통증을 참으며 진통제를 아껴야 할 이유는 없습니다. 적절한 치료를 통해 통증을 관리하는 것이 환자의 삶의 질을 높이는 데 중요한 역할을 합니다.

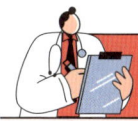 **환문명답**

- 간암 환자의 암성 통증은 70~90%의 환자에서 개별화된 맞춤 치료를 통해 조절이 가능합니다.
- 진통제는 간 기능을 고려하여 안전하게 사용할 수 있으며, 규칙적인 복용이 중요합니다.
- 마약성 진통제는 암성 통증으로 사용하는 경우 중독 위험이 거의 없으며, 부작용 관리를 위해 의료진의 모니터링이 필요합니다.
- 적극적인 통증 관리는 환자의 삶의 질을 개선하며, 질병 경과에도 긍정적인 영향을 미칩니다.

9
간암 환자의 영양제와 건강기능식품 섭취

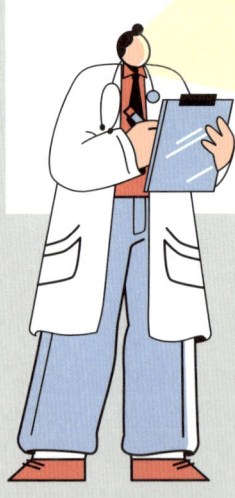

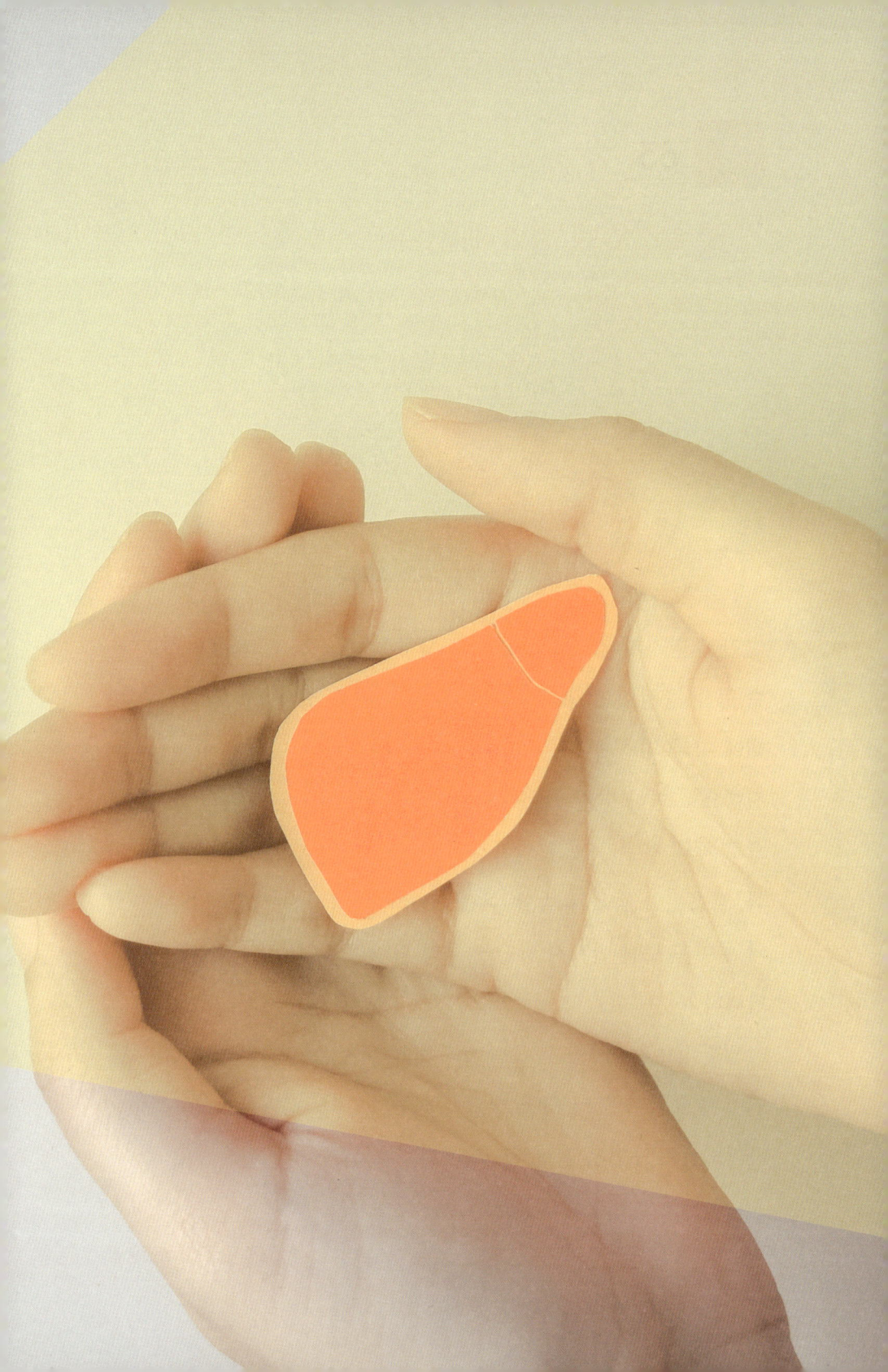

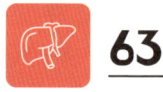

63

간암 환자인데 영양제를 먹거나 수액을 맞아도 될까요?

　간암 환자가 장기간 투병하며 식사를 거의 하지 못하는 경우, 탈수 등의 증상이 발생할 수 있습니다. 이러한 상황에서는 환자의 상태에 따라 영양제나 수액이 도움이 될 수 있습니다. 하지만 간암의 진행으로 인하여 간 기능이 심각하게 저하된 경우나 심한 간경변증으로 체내 복수가 많은 환자는 무분별한 수액 투여가 부종, 복수 악화, 호흡곤란 등을 유발할 수 있습니다. 따라서 영양제 수액의 종류와 투여 속도는 반드시 담당 의사와 상의하여 결정하는 것이 바람직합니다.

　일반적으로 아미노산 수액이나 알부민 주사가 흔히 사용되며, 입원이 필요할 정도로 영양 결핍이 심한 환자에게는 탄수화물, 지방, 아미노산이 포함된 경정맥 영양제를 투여하기도 합니다.

비타민이나 유산균을 복용하면 도움이 될까요?

비타민 등의 영양제 복용과 간암 발생 및 예후 사이의 연관성에 대해서는 연구마다 결과가 다르므로, 영양제 복용이 간암 예후에 유의미하게 도움이 된다고 단정하기는 어렵습니다. 그러나 표적치료제 복용 후나 간암의 국소적 치료 후, 또는 간경변증으로 인해 소화기능이 저하되어 식사량이 줄어드는 경우에는 정상적인 식사를 통해 비타민 등의 영양소를 충분히 섭취하기 어려울 수 있습니다. 따라서 식사를 제대로 하지 못하는 환자에게 비타민 복용은 부족한 영양 상태를 회복하는 데 도움이 될 수 있습니다. 이를 통해 피로감과 전신 쇠약감이 줄고, 삶의 질이 개선되며, 암 치료에 대한 순응도가 높아질 수도 있습니다. 일부 연구에서 비타민의 부정적인 측면을 지적하기도 하지만, 득과 실을 신중히 고려하여 적절히 투여하는 것이 바람직합니다.

고용량 비타민 수액은 맞아도 될까요?

고용량 비타민 수액은 일반적인 비타민 보충과 달리, 안정성과 효과에 대한 연구가 충분하지 않습니다. 특히 간암 환자의 경우, 고용량 비타민이 간 기능에 부담을 줄 가능성이 있으며, 일부 영양소는 간에서 대사되는 과정에서 부작용을 일으킬 수 있습니다.

또한, 일부 연구에서는 비타민 C 등 항산화제가 항암 치료의 효과를 저해할 수 있다는 가능성도 제기된 바 있습니다. 따라서 고용량 비타민 주사는 간 기능이 저하된 환자에게 적절하지 않을 수 있으며, 반드시 담당 의사와 상의한 후 결정해야 합니다.

원래 먹던 건강기능식품을 계속 먹어도 되나요?

국내 간암의 주요 원인 중 하나는 만성 바이러스 간염이며, 많은 간암 환자가 항바이러스제를 복용하고 있습니다. 문제는 일부 건강기능식품(특히 달이거나 즙 형태의 영양제)이 고농축된 여러 성분을 함유하고 있어, 항바이러스제의 대사에 영향을 줄 수 있다는 점입니다.

이러한 건강기능식품이 항바이러스제의 효과를 저하시키고 이로 인해 바이러스 간염이 조절되지 않게 되어 간암의 예후를 악화시킬

영양 보충을 통해 암 치료 효과를 높이고 삶의 질을 개선할 수 있지만, 그 사용 여부는 기대되는 이익과 발생 가능한 위험을 충분히 고려한 후 결정해야 한다.

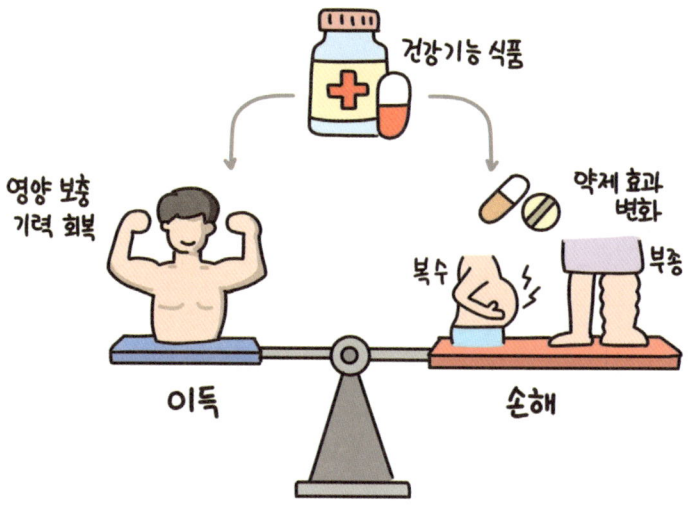

수 있으며, 일부 성분은 직접 간독성을 유발할 가능성도 있습니다. 따라서 기존에 복용하던 건강기능식품이라 하더라도 반드시 담당 의사와 상의한 후 지속 여부를 결정하는 것이 중요합니다.

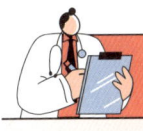 **환문명답**

- 간암 환자는 식사가 부족한 경우 비타민 등의 영양제 복용이 도움이 될 수 있으나, 간암 예후를 확실히 개선한다는 근거는 부족합니다.
- 고용량 비타민 수액은 안정성이 입증되지 않았으며, 간 기능이 저하된 환자에게 부작용을 초래할 수 있으므로 주의가 필요합니다.
- 달이거나 즙 형태의 건강기능식품은 항바이러스제의 효과를 떨어뜨릴 수 있어, 복용 전 반드시 주치의와 상담해야 합니다.
- 영양제나 건강기능식품 복용 여부는 간 기능 상태와 치료 과정에 따라 달라질 수 있으므로, 담당 의사와 충분히 논의한 후 결정하는 것이 가장 안전한 방법입니다.

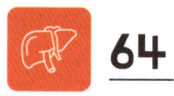

64

홍삼이나 한약재를 복용해도 되나요?

간암 환자들이 진료실에서 가장 많이 묻는 질문 중 하나가 "홍삼이나 한약재, 건강보조식품을 먹어도 되나요?"입니다. 외래에서는 시간상 간단히 복용을 자제할 것을 권하지만, 여기서는 좀 더 자세히 설명해 드리겠습니다.

약물상호작용의 위험

간암 환자는 항암 치료를 받고 있거나, 만성 간염, 간경변증 등으로 이미 여러 약을 복용하는 경우가 많습니다. 여러 약을 동시에 복용하면 약물상호작용이 발생할 가능성이 높아집니다. 약물상호작용이란 한 약물의 효과나 대사가 다른 약물에 의해 변화하는 현상을 말하며, 이는 간암 치료 과정에서 중요한 고려 요소입니다.

예를 들어, 어떤 약물은 함께 복용할 경우 효과가 지나치게 강해져 부작용이 생길 수 있고, 반대로 효과가 감소하여 치료 실패로 이어질 수도 있습니다. 신약 개발 과정에서는 이러한 약물상호작용을 철저히 검토한 후 허가를 받지만, 홍삼이나 한약재 같은 건강보조식품은 의약품과 허가 과정이 다르기 때문에 약물상호작용에 대한 명확한 정보가 부족한 경우가 많습니다.

특히 간암 환자가 복용하는 항암제나 항바이러스제와의 상호작용이 어떻게 작용할지 알기 어려우므로 더욱 주의가 필요합니다. 또한, 건강보조식품은 단일 성분이 아닌 여러 성분이 혼합된 경우가 많아 첨가물이나 부재료까지 고려하면 상호작용을 더욱 예측하기 어렵습니다.

간 기능 저하로 인한 위험

간암 환자는 대부분 기저 간질환(간경변증, 만성 간염 등)으로 인해 이미 간 기능이 저하된 상태입니다. 특히 간경변증이 동반된 경우, 정상적인 약물 대사가 어렵고 일부 성분은 간에 부담을 줄 수 있습니다.

우리 몸에서 약물은 대사 과정을 거쳐 효과를 나타낸 후 배출되는데, 이 과정의 상당 부분을 간과 신장이 담당합니다. 하지만 간 기능이 저하되면 약물이 정상적으로 대사되지 못하고 체내에 축적되면서 부작용이나 독성이 발생할 위험이 커집니다. 따라서 간암 환자는 일반적인 약물도 신중하게 선택해야 하며, 간에 부담을 줄 수 있는 건강보조식품은 더욱 조심해야 합니다.

약인성 간손상의 위험

약인성 간손상(drug-induced liver injury, DILI)은 특정 약물, 한약재, 건강보조식품 등이 간 손상을 유발하는 현상을 말합니다.

홍삼이나 한약재의 주요 성분뿐만 아니라, 혼합되어 있는 첨가물이나 부재료 역시 간에 부담을 줄 수 있습니다. 이러한 약인성 간손상은 용량과 관계없이 특정 개인에서 예측하지 못한 형태로 발생할 수 있어 더욱 위험합니다.

대부분의 약인성 간손상은 원인 약물을 중단하면 회복되는 경우가 많지만, 간암 환자의 경우 상황이 다릅니다. 적절한 치료 시기를 놓칠 가능성이 높아지고, 심한 경우 간부전으로 인해 간이식이 필요할 수도 있습니다. 따라서 간 기능이 저하된 간암 및 간질환 환자는 홍삼이나 한약재를 복용하는 것은 추천되지 않습니다.

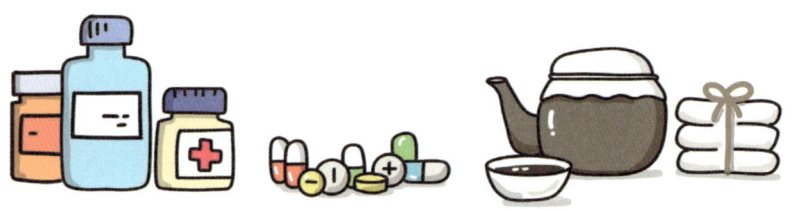

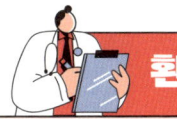

환문명답

- 홍삼, 한약재 등 건강보조식품은 항암제나 간 관련 약물과 상호작용할 가능성이 있습니다.
- 간 기능이 저하된 간암 환자는 일부 성분을 정상적으로 대사하지 못해 부작용이나 독성이 발생할 위험이 큽니다.
- 홍삼이나 한약재는 약인성 간손상을 유발할 수 있으며, 심한 경우 치명적인 결과를 초래할 수도 있습니다.
- 간암 및 간질환 환자에게 홍삼이나 한약재 복용은 추천되지 않으며, 반드시 주치의와 상의해야 합니다.

10
치료 비용, 제도, 임신과 심리적 지원

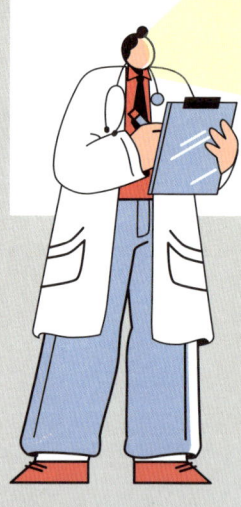

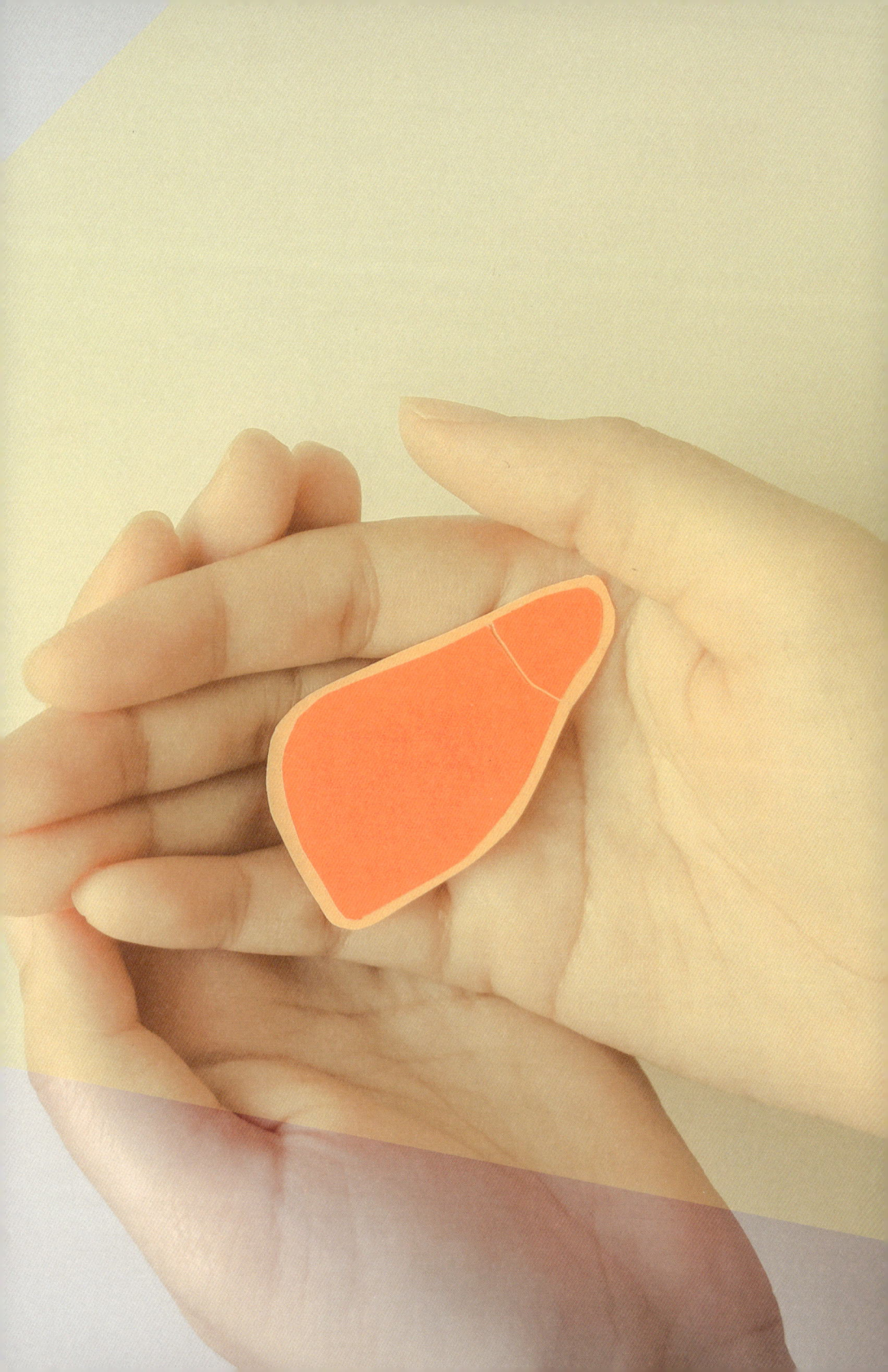

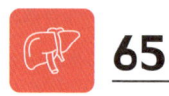

65

간암 치료에 비용이 얼마나 드나요?

간암은 질병의 진행 상태와 환자의 간 기능에 따라 다양한 치료를 할 수 있습니다. 사용하는 치료 방법과 건강보험 급여 적용 여부에 따라 치료 비용도 달라지게 됩니다. 간암은 중증질환 산정특례 적용 대상 질환으로, 급여 치료에 대해서는 진료비 부담이 적은 편이지만, 급여 적용이 되지 않는 치료를 해야 하는 경우도 있습니다.

중증질환 산정특례 제도란 무엇인가요?

우리나라 국민건강보험에서는 암이나 난치성 질환 등 중증 질환으로 계속 치료를 받아야 하는 환자들의 진료비 부담을 줄이고자, 산정특례 제도를 운영하고 있습니다. 해당 질환으로 진단된 경우에는, 일반적으로 급여대상 진료비에서 입원 시 20%, 외래 진료 시

30~60% 부담해야 하는 본인부담금을 5%만 지불하게 되고, 나머지 비용은 건강보험에서 지원합니다. 간암에도 이 제도가 적용되므로, 담당 의사가 '건강보험 산정특례 등록 신청서'를 작성하면 등록 질환으로 진료를 받을 때에 한하여 산정특례 적용이 시작됩니다.

- **대상**: CT, MRI 또는 조직검사로 간암이 확진된 환자
- **적용 내용**: 건강보험 급여 항목의 본인 부담금 5% 적용
- **적용 기간**: 최초 진단 후 5년간 적용, 이후 질병 상태에 따라 연장 가능

건강보험 급여 적용이 되나요?

간암 치료에서 건강보험급여 적용 여부에 따라 본인 부담 비용이 다릅니다. 급여 적용이 되는 치료는 산정특례 제도를 바탕으로 본인 부담금이 적지만, 아직 급여 적용이 되지 않는 치료가 필요한 경우에는 치료비의 50~100%를 본인 부담해야 합니다.

- **급여 적용 치료**: 본인 부담금 5%
- **선별급여 치료**(방사선색전술 등): 본인 부담금 50~80%
- **비급여 치료**(로봇수술, 일부 항암제 등): 본인 부담금 100%

예를 들어, 고주파열치료술이나 경동맥화학색전술의 비용은 치료하는 암의 개수 및 혈관 위치에 따라 달라지며, 대략 100만~200만 원 정도입니다. 이 중 본인 부담금은 5%입니다. 약물방출미세구

를 이용한 경동맥화학색전술은, 종양이 너무 많이 진행되어 있지 않고 간 기능이 좋지 않을 때 부작용을 줄이기 위해 선택하는 방법입니다. 급여 적용 조건에 해당하면 일반 색전술과 비슷하게 본인 부담금이 5%이지만, 질병 진행 상태나 간 기능이 급여 조건을 벗어난 상태에서 사용할 경우 50%를 본인 부담해야 합니다.

경동맥화학색전술의 한 종류인 방사선색전술은 일반적인 경동맥화학색전술보다 부작용이 적고 수술이나 다른 치료 방법이 어려운 경우 사용할 수 있지만, 비용은 약 1,200만 원으로 상대적으로 비쌉니다. 이 중 본인 부담금은 50%이며, 시술 전후 사전 검사 비용까지 포함하면 약 800만 원 정도를 부담하게 됩니다.

간절제 수술 비용은 절제 범위, 복강경 또는 로봇 수술 여부에 따라 달라지며, 수술 전후 사용되는 약제나 검사 비용에 따라서도 차이가 있습니다. 전체 비용은 대략 600만 원에서 1,300만 원 정도이며, 로봇 수술이 아닌 경우 이 중 본인 부담금은 5%입니다.

항암제의 보험 급여 적용 여부는 개별 환자의 간 기능, 간암의 상태, 전신적인 건강 상태 등을 종합적으로 평가하여 결정됩니다.

현재 국내에서 사용 가능한 약제 중 아테졸리주맙과 베바시주맙 병용요법은 3주마다 한 번씩 투약하며, 체중에 따라 차이가 있지만 60kg 기준 1회 투약 비용은 약 390만 원입니다. 보험 급여 기준을 충족하면 본인 부담금은 5%이지만, 기준을 충족하지 못하거나 급여 적용 2년이 경과한 경우에는 약제비 전액(100%)을 본인이 부담해야 합니다.

또한, 렌바티닙의 월 약제비는 약 270만 원, 소라페닙은 월 160만 원이며, 두 약제 역시 보험 급여 기준에 해당하면 본인 부담금은 5%이나, 기준을 충족하지 못할 경우 건강보험 지원을 받지 못하고 전액(100%) 본인이 부담해야 합니다. 일부 병원에서는 첫번째 항암제에 반응이 없는 환자를 대상으로 허가초과요법 사전신청을 통하여 다른 항암제를 사용하기도 하는데, 이 경우에도 급여 적용이 되지 않습니다.

본인부담상한제 안내

과도한 의료비가 발생할 경우, 이로 인한 가계 부담을 덜기 위해 마련된 제도가 있습니다. 환자가 부담해야 하는 급여 대상 건강보험 본인부담금이 개인별 상한액을 초과할 때, 그 초과금을 건강보험공단이 부담하여 가입자에게 환급하는 '본인부담상한제'입니다. 개인별 상한액은 매년 조정되는데, 2023년의 경우 소득 수준에 따라 87~780만원이었습니다. 해당 년도 1월 1일부터 12월 31일까지 개인 상한액 이상으로 급여 대상 의료비 본인부담금을 지출하면, 다음 해에 국민건강보험공단에 신청하여 환급받을 수 있습니다. 단, 비급여나 선별급여 대상이어서 본인부담금이 50% 이상인 의료비에 대해서는 적용되지 않으며, 상급병실 이용료도 제외됩니다.

간암 치료별 비용 정리

치료 방법	총 비용* (대략)	본인 부담금	비고
간절제	600~1,300만 원	5%	로봇수술 시 100%
고주파열치료술 (RFA)	100~200만 원	5%	-
경동맥화학색전술 (TACE)	100~200만 원	5%	약물방출미세구 색전술은 적응증에 따라 50% 부담 가능
방사선색전술	약 1,200만 원	50%	검사비 포함 약 800만원
아테졸리주맙과 베바시주맙	390만 원/회	5% (2년 후 100%)	3주마다 투약
렌바티닙	270만 원/월	5%	첫 치료가 아닌 경우 100%
소라페닙	160만 원/월	5%	첫 치료가 아닌 경우 100%

* 간암의 진행 정도 및 환자의 건강상태, 의료기관에 따라 차이가 있음

　간암의 치료법은 지속적으로 발전하고 있고, 환자들의 부담을 줄여드리기 위한 정책도 계속해서 변화하고 있습니다. 대한간암학회에서는 간암 치료와 관련된 정책이 변경되면 이를 반영하여 홈페이지에 공지하고 있습니다. 최신 정보 확인을 위해서는 대한간암학회 홈페이지(https://livercancer.or.kr)에 방문하여 '최신의학정보' 메뉴에서 '간암 요양급여 기준'을 참고하시기 바랍니다.

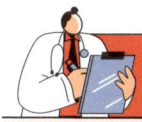 **환문명답**

- 간암은 중증질환 산정특례 적용 질환으로, 건강보험 급여가 적용되면 본인 부담금이 5%로 줄어듭니다.
- 방사선색전술 등 일부 치료는 선별급여로 본인 부담금이 50~80%일 수 있으며, 로봇수술이나 허가초과요법, 비급여 검사 및 치료는 100% 본인 부담입니다.
- 특정 항암제는 보험 급여가 제한될 수 있으며, 의료진과 상담이 필요합니다.

66

간암 환자를 위한
정부 지원과 정책이 있나요?

　우리나라에는 암 환자를 위한 다양한 정부 지원과 정책이 있습니다. 크게는 암 치료에 들어가는 의료비를 지원하여 주는 치료비 지원과 생계비, 의료비, 주거비, 교육비 등을 지원하여 주는 생계 지원으로 나눌 수 있습니다. 모든 암 환자가 받을 수 있는 대표적인 치료비 지원은 암 산정특례 제도입니다. 간암이 진단되면 주치의로부터 산정특례 등록을 안내 받고, 건강보험(요양급여)이 적용되는 항목에 대해서는 환자는 5%만 부담하게 됩니다. 이외의 제도들은 환자의 상태나 사회경·제적 여건에 따라 지원여부가 달라집니다. 선정기준은 변동이 가능하기 때문에 간암을 치료받는 병원 내 의료사회복지사에게 문의하시면 자세한 상담을 받으실 수 있습니다. 다음은 각 지원제도의 특징을 요약한 내용입니다.

치료비 지원

1. 제도적 지원

	암 산정 특례제도	본인부담 상한제	호스피스·완화의료 건강보험 지원
혜택	요양급여 적용분의 본인부담 5% 적용 (5년 기한)	소득분위별로 정해진 연간 본인부담금을 초과한 금액에 대해 건강보험공단이 환급해주는 제도	– 입원형: 포괄적인 초기평가 및 돌봄계획 수립·상담, 통증·신체증상 완화, 임종관리 및 사별가족 돌봄서비스, 환자 및 가족의 심리사회적 영적돌봄, 음악·미술 요법 등 프로그램 등 – 가정형: 임종 준비교육 및 돌봄상담, 주야간 전화상담 등 – 자문형: 신체증상 자문, 호스피스 입원 및 가정형 호스피스 연계
대상	모든 암 환자	개인별 본인부담상한액 초과한 대상자	말기암 환자
신청 방법	암 진단시 병원에서 등록	국민건강보험공단에서 사후환급금 지급 대상자에게 신청안내	이용동의서 작성 및 의사소견서 첨부하여 호스피스 전문기관·시범기관에 제출

2. 치료비 지원사업

	재난적 의료비 지원사업	긴급복지 의료지원	암 환자 의료비지원
혜택	질병, 부상 등으로 가구의 부담능력을 넘어서는 과도한 의료비로 인한 경제적 부담을 겪는 가구에 의료비를 지원	수술 또는 입원이 필요한 중한 질병 또는 부상으로 당해 의료비를 감당하기 곤란한 사람에게 의료비 및 약제비를 지원	저소득층 암 환자 및 소아·아동 암 환자에 대한 의료비를 지원

선정기준	소득, 자산, 월 건보료, 사보험평가(실비 없어야 함) (등본상 가족 합산평가)	- 의료적 조건: 위기상황으로 입원하여 수술받거나 집중치료실 입원한 경우 - 경제적 조건: 등본상 가족의 소득, 재산, 금융자산, 사보험(실비 없어야 함) 평가	- 의료급여 수급자(의료급여 수급자격 기간 중의 암치료비만 지원) - 차상위계층 - 소아는 소득기준과 재산기준을 충족하는 건강보험가입자도 가능
지원내용	입원/외래 진료일 수의 합이 연간 180일 이내, 연간 5천만원 범위 내 지원 - (건강보험 자격) 소득구간별 본인부담액 초과시 비급여 항목에서 최대 50~70% 지원(급여적용분의 본인부담 제외) - (의료급여 자격) 본인부담 80만원 초과시 최대 80% 지원	입원 치료비 1회, 최대 300만원 한도(상황에 따라 1회 추가 신청 가능)	1인당 연간 최대 300만원 한도내 지원/연속 3년 지원
지원절차	진료비 납부하고 퇴원 후 건강보험공단 방문 신청하면 심사 후 개인통장으로 지원	입원기간 중 신청하여 지원결과 공문을 받아야 퇴원 시 지원 가능	- 최초 등록 이후 진료비 영수증 보건소 제출, 개인통장으로 지원 - 고가의 입원치료비 발생할 경우 입원보증 신청하면 병원이 보건소 진료비 청구함
신청방법	최종 진료일(입원은 퇴원일 기준) 6개월 이내 가까운 건강보험공단 방문 신청	지역에 따라 시, 군, 구청, 또는 행정복지센터 문의하여 신청접수	거주지 관할 보건소 신청
기타	- 기준에 다소 못 미치더라도 의료비 지출이 높아 가구의 부담능력을 초과하는 경우 등 반드시 지원이 필요한 사례는 개별심사 가능 - 타지원과 중복지원 안됨	타지원과 중복지원 안됨	타지원과 중복지원 안됨

생계 지원

	사회보장제도: 수급권/차상위	긴급복지 생계지원
선정기준	- 신청가구의 소득, 자산 평가 - 생계비와 의료비 혜택은 1촌 이내 직계가족의 소득, 자산 함께 평가	위기상황에 놓인 저소득 가구로 가구의 소득, 재산, 금융자산 평가
지원내용	생계비, 의료비(의료급여 자격), 주거비, 교육비 등	- 식료품비·의복비·냉방비 등 생계유지에 필요한 비용을 지원 - 가구 구성원의 수에 따라 정액지급
신청방법	거주지 관할 행정복지센터	거주지 관할 행정복지센터
기타	신청 접수 후 심사하는데 2~3개월 소요됨	심사기간 3일 이상 소요

간암 환자는 치료 과정에서 경제적 부담이 클 수 있으므로, 본인의 상황에 맞는 정부 지원을 적극적으로 활용하는 것이 중요합니다. 지원 대상과 신청 절차는 변경될 수 있으므로, 의료기관 내 의료사회복지사 또는 해당 기관(국민건강보험공단, 보건복지부 등)에 문의하여 최신 정보를 확인하는 것이 바람직합니다. 필요한 지원을 놓치지 않도록 미리 준비하여, 간암 치료에 집중하는데 도움이 되었으면 좋겠습니다.

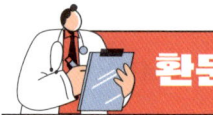 **환문명답**

- 간암 환자를 위한 정부 지원은 크게 치료비 지원과 생계 지원으로 나눌 수 있습니다.
- 치료비 지원: 암 산정특례 제도를 통해 본인부담금을 줄일 수 있으며, 소득 수준에 따라 본인부담상한제, 재난적 의료비 지원, 긴급복지 의료지원 등의 제도를 활용할 수 있습니다. 또한, 말기암 환자를 위한 호스피스·완화의료 지원도 제공됩니다.
- 생계 지원: 소득과 자산 기준을 충족하는 경우 의료급여, 긴급복지 생계지원 등을 통해 생계유지에 필요한 비용을 지원받을 수 있습니다.

* 참고 사이트

중앙호스피스센터 www.hospice.go.kr
보건복지부 www.mohw.go.kr
복지로 www.bokjiro.go.kr
보건복지부 보건복지상담센터 www.129.go.kr
국민건강보험공단 www.nhis.or.kr

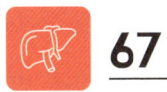

67
간암 진단을 받았는데, 앞으로 임신이 가능할까요?

간암 진단을 받은 후 임신 가능성에 대한 고민은 많은 가임기 환자들이 겪는 중요한 문제입니다. 의학의 발전으로 암 생존율과 생존자들의 삶의 질이 크게 향상되었으며, 적절한 관리와 치료를 통해 간암 환자들도 건강한 임신과 출산을 할 가능성이 높아지고 있습니다.

간암 진단 후 임신 가능성은 질환 상태, 치료 방법, 건강 회복 여부에 따라 달라집니다. 치료가 임신에 미칠 영향을 고려하여, 치료 전 의료진과 충분히 상담하는 것이 중요합니다.

간암 치료가 가임력에 미치는 영향

간암 자체가 여성의 임신 능력을 직접적으로 감소시키지는 않지만, 치료 과정에서 가임력에 영향을 미칠 수 있습니다. 간절제 후 임신 가능성은 수술 범위와 회복 상태에 따라 달라집니다. 일반적으로 수술 후 6개월 정도 지나면 임신을 고려할 수 있지만, 간 이식을 받은 경우 최소 1~2년이 지나 이식된 간의 기능이 안정되고, 감염 및 급성 거부 반응 위험이 낮아진 후에 임신을 시도하는 것이 좋습니다. 다만, 적절한 임신 시기는 개인의 건강 상태에 따라 다를 수 있으므로 반드시 담당 의사와 상담 후 결정해야 합니다.

항암 치료와 임신 가능성

항암 치료는 난소 기능에 영향을 미쳐 일시적 또는 영구적인 불임을 유발할 수 있습니다. 다만, 사용하는 약제에 따라 가임력에 미치는 영향이 다르며, 항암 치료 후에도 자연 임신이 가능할 수 있습니다. 현재 간암의 1차 표준 치료로 사용되는 면역관문억제제 및 표적치료제가 임신 가능성을 저하시킨다는 명확한 근거는 없습니다. 그러나 일부 항암제는 태아에게 심각한 영향을 줄 수 있으므로, 치료 기간과 치료 종료 후 일정 기간 동안은 반드시 피임이 필요합니다.

간암 치료 과정이 향후 임신 가능성에 영향을 미칠 수 있으므로, 항암 치료 전에 가임력 보존에 대해 의료진과 충분히 상담하는 것이 중요합니다. 여성의 경우 난자 또는 배아 동결 보존 등의 방법을 통해 미래의 임신 가능성을 높일 수 있으며, 남성의 경우 항암제가 정자 생성과 운동 능력에 영향을 줄 수 있으므로, 치료 시작 전에 정자를 보관하는 것이 도움이 될 수 있습니다.

항암 치료 약제별 임신 관련 주의사항

약제	분류	임신 관련 주의사항
소라페닙 (Sorafenib, 넥사바®)	다중 키나제 억제제	약제 마지막 복용 후 2주까지 효과적인 피임법을 사용해야 함
렌바티닙 (Lenvatinib, LENVIMA®)	다중 키나제 억제제	태아에 심각한 선천적 결함 유발 위험이 있어, 약제 마지막 복용 후 30일까지 효과적인 피임법을 사용해야 함
아테졸리주맙 (Atezolizumab)	면역관문 억제제	약제 마지막 투여 후 5개월까지 효과적인 피임법을 사용해야 함
니볼루맙 (Nivolumab)	면역관문 억제제	약제 마지막 투여 후 5개월까지 효과적인 피임법을 사용해야 함

임신이 간암 경과에 미치는 영향

임신이 간암의 경과에 미치는 영향을 고려하여, 임신을 계획하기 전에 의료진과 충분히 논의한 후 임신 가능 여부와 적절한 시기를 신중하게 결정해야 합니다. 일반적으로 암 치료가 완료된 후 최소 6개월에서 2년 정도 경과를 지켜본 후 임신을 시도하는 것이 권장됩니다.

현재까지 연구에 따르면, 임신이 간암의 재발 위험을 직접적으로 증가시킨다는 명확한 근거는 없습니다. 그러나 임신으로 인한 호르몬 변화와 면역 체계의 변화가 암의 재발 가능성에 영향을 미칠 수 있으므로, 충분한 경과 관찰을 통해 재발 위험이 낮아졌을 때 임신을 고려하는 것이 바람직합니다. 또한, 간 기능이 충분히 회복되지 않은 상태에서 임신을 하면 간에 추가적인 부담이 가해져 산모와 태아 모두에게 위험을 초래할 수 있습니다.

따라서 임신을 계획하기 전에 간 기능 검사를 시행하여 간이 충분히 회복되었는지를 확인하는 것이 중요합니다. 간이 손상된 상태에서는 혈액 응고 장애, 고혈압, 전자간증, 조산 등의 합병증 위험이 증가할 수 있으므로, 간 기능이 안정된 후 임신을 시도하는 것이 바람직합니다. 또한, 임신 중에도 정기적인 간 기능 검사와 암 재발 여부에 대한 모니터링이 필요하며, 태아의 건강 상태를 지속적으로 확인하면서 안전한 임신과 출산을 위한 철저한 관리가 요구됩니다.

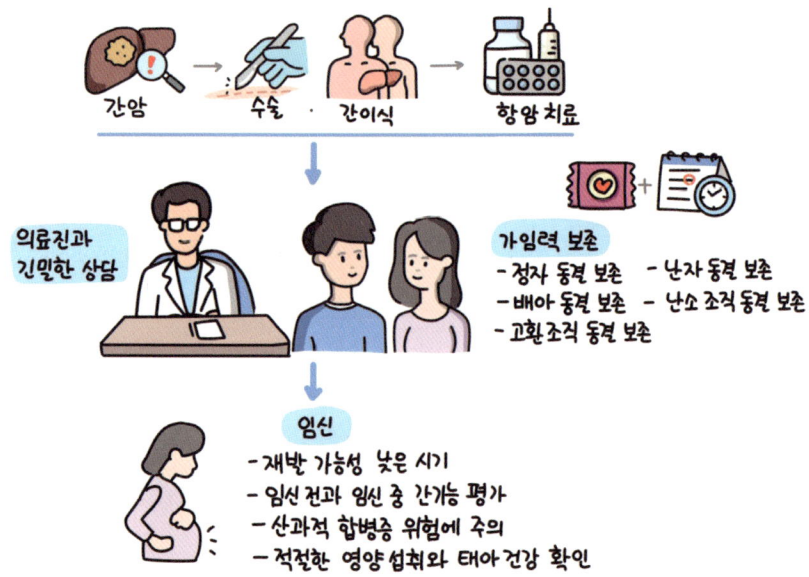

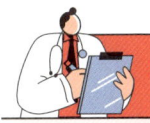 **환문명답**

- 간암 진단 후에도 임신은 가능하지만, 건강 상태, 치료 방법, 개인적인 가치관을 종합적으로 고려해야 합니다.
- 임신을 원하는 간암 환자는 치료 시작 전에 가임력 보존에 대해 의료진과 상담하는 것이 중요합니다.
- 간암 치료 후에는 충분한 회복 기간(6개월~2년)을 거친 후 임신을 계획하는 것이 바람직합니다.
- 간암 치료 중 사용된 약물들이 태아에 영향을 미칠 수 있으므로, 적절한 피임법을 사용하여 계획되지 않은 임신을 예방해야 합니다.
- 남성 간암 환자도 생식 능력 저하 가능성이 있으므로, 치료 시작 전에 정자 보존을 고려하는 것이 필요합니다.

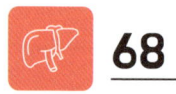
68
간암 치료를 받고 있는데 우울감과 수면장애를 겪고 있어요

간암을 진단받고 치료하는 과정에서 우울감과 불면증을 자주 겪게 됩니다. 또한, 잠을 잘 자지 못하거나 기분이 우울하면 혹시나 암이 더 악화된 것은 아닐까 하는 불안감이 생기기도 합니다.

연구에 따르면, 간암 환자의 우울증 유병률은 25~28% 정도로 보고되며, 이는 일반 인구보다 4~10배 높은 수준입니다. 우울증은 삶의 질을 저하시킬 뿐만 아니라, 치료 순응도와 생존율에도 부정적인 영향을 미칠 수 있습니다.

우울증이란 기분이 지속적으로 가라앉고, 아무것도 하기 싫고, 의욕과 흥미가 저하되며, 부정적인 생각이 반복되는 정신질환을 의미합니다. 스트레스로 인해 일시적으로 우울감을 느끼는 경우도 있지만, 증상이 2주 이상 지속되면서 일상생활이 어려울 정도라면 '주요 우울장애'로 진단됩니다. 과거에는 암 환자의 우울 증상을 당연한 것으로 받아들였으나, 우울증이 개선되면 암 치료 순응도가 높아지고 생존율도 증가할 수 있다는 연구 결과가 나오면서 적극적인 치료가 권장되고 있습니다.

우울증 치료 방법

주요 우울장애를 치료하기 위해서는 기본적으로 약물치료(항우울제)가 필요합니다.

- **경미한 우울 증상:** 상담치료(인지행동치료 등)로 호전될 수 있음
- **중등도 이상의 우울증:** 항우울제 치료가 필요

정신과 약물에 대한 중독 우려를 하는 경우가 많지만, 항우울제는 중독성이 거의 없습니다. 일반적으로 소량부터 시작하여 졸림, 두통, 어지럼증, 입마름 등 부작용 여부를 확인한 후 서서히 증량하는 것이 좋습니다.

항우울제는 최소 한 달 이상 꾸준히 복용해야 효과를 볼 수 있으며, 충분히 호전될 때까지 지속적으로 치료하는 것이 중요합니다.

불안 증상이 동반되는 경우에는 필요에 따라 항불안제를 추가하기도 하지만, 항불안제는 가능한 경우에만 단기간 사용하는 것이 바람직합니다. 특히 간암 환자는 간 기능이 저하된 경우가 많으므로, 항우울제 및 항불안제 선택 시 간 기능을 고려해야 합니다. 그러나

많은 약제들이 간암 환자에서도 안전하게 사용될 수 있으므로, 우울 증상이 있는 경우 적극적인 치료를 통해 충분히 호전될 수 있습니다.

불면증과 암 환자

불면증이란 잠들기 어렵거나, 자주 깨거나, 새벽에 너무 일찍 깨는 경우를 포함합니다. 간암 환자의 경우, 불면증이 암과 관련된 증상(통증, 피로감, 호르몬 변화 등)에 의해 유발되는 경우가 많으므로, 먼저 이를 조절하는 것이 중요합니다.

암 환자의 불면증은 주로 다음과 같은 원인으로 발생합니다.

- 암 진단 후의 불안감과 우울감
- 항암 치료로 인해 피로해 낮 동안 쉬는 시간이 많아지면서 생기는 수면 리듬 장애

불면증 치료는 먼저 인지행동치료와 같은 비약물적 방법을 시행한 후, 증상이 개선되지 않을 경우 수면제를 사용합니다. 인지행동치료는 올바른 수면 습관을 형성하도록 돕는 치료법으로, 수면제 복용에 앞서 규칙적인 수면 패턴을 갖추는 것이 중요합니다.

규칙적인 수면 습관을 한마디로 표현하면 "17시간 활동하고 7시간 수면하기"입니다. 즉, 단순히 잠을 자고 깬다는 개념보다는 아침에 기상한 후 17시간 동안 활동한 뒤 자연스럽게 잠드는 것이라고 이해하는 것이 좋습니다.

예를 들어, 하루 평균 7시간의 수면을 취한다고 가정하면, 아침 7시에 일어나는 사람은 밤 12시에 잠이 오게 됩니다. 만약 밤 9시에 자고 싶다면, 전날 아침 4시에 기상해야 합니다. 따라서 아침에 일정한 시간에 기상하고, 17시간 동안 활동한 후 잠자리에 드는 습관을 들이는 것이 중요합니다. 그럼에도 불구하고 불면증이 지속된다면, 그때 수면제 복용을 고려하게 됩니다.

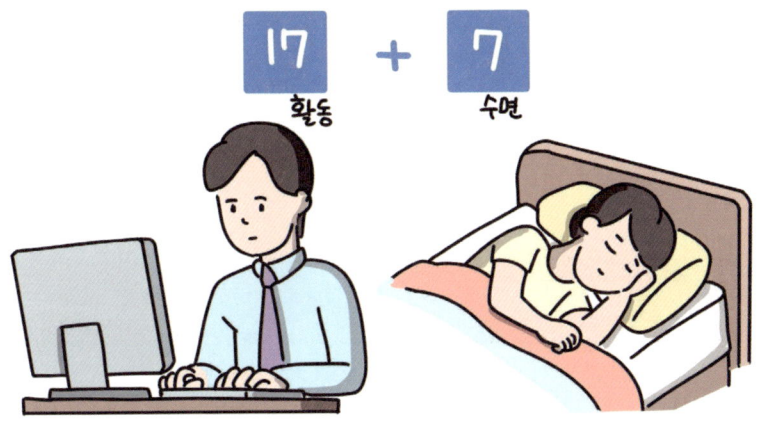

수면제 사용 시 주의할 점

수면제는 정해진 시간에 적절한 용량으로 복용하면 큰 문제가 되지 않습니다. 다만, 용량이 점점 늘어나지 않도록 복용 시간을 정확히 조절하는 것이 중요합니다.

일반적으로 수면제는 잠들기 30분 전에 복용하는 것이 좋다고 알려져 있지만, 실제로는 기상 시간을 기준으로 복용해야 합니다. 예를 들어, 아침 7시에 기상하는 경우, 자연스럽게 밤 12시에 졸음이 오므로 수면제도 이 시간에 맞춰 복용하는 것이 적절합니다.

그러나 일부 사람들은 더 일찍 수면제를 복용하고 일찍 잠자리에 들려고 하는데, 이는 약효가 충분히 발휘되기 전에 잠들려는 시도로 이어져 결국 약을 점점 더 많이 복용하게 되는 원인이 될 수 있습니다. 따라서, 수면제 복용 시간은 수면 전문가와 상의하여 조절하는 것이 가장 바람직합니다.

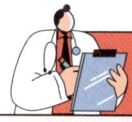

환문명답

- 간암 환자는 치료 과정에서 우울증과 불면증을 자주 경험할 수 있습니다.
- 우울 증상이 2주 이상 지속되며 일상생활이 어려워진다면, 최소 4주 이상 항우울제 치료를 지속하는 것이 필요합니다.
- 불면증이 발생하면 먼저 통증이나 항암 치료로 인한 피로 등 원인을 확인하는 것이 중요합니다.
- 수면 치료는 규칙적인 수면 습관을 형성하는 것이 우선이며, 증상이 지속될 경우 수면제를 고려할 수 있습니다.
- 적절한 치료와 생활 습관 개선을 통해 정신 건강을 관리하면 암 치료 순응도와 삶의 질을 향상시킬 수 있습니다.

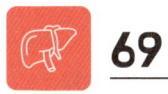

69

병원 치료를 받고 있는데
따로 종합검진을 받아야 하나요?

　암 치료를 받으면서 종합검진을 따로 받아야 할지 고민하는 환자분들이 많습니다. 일반적으로 암 치료 후 진행하는 검사는 치료받은 암의 재발 및 전이 여부를 확인하는 데 중점을 두며, 다른 암을 조기에 발견하기 위한 검사는 포함되지 않는 경우가 많습니다.

　대부분의 암 환자는 중년 이후에 진단받는데, 이 시기는 고혈압, 당뇨병, 고지혈증과 같은 만성질환이 증가하는 시기이기도 합니다. 또한, 암 치료 후에는 새로운 암(이차암)이 발생할 가능성도 존재합니다. 따라서 암 치료 후에도 전반적인 건강 관리를 위해 정기적인 종합검진이 필요합니다.

재발과 전이가 아닌 또 다른 암, 이차암

이차암(secondary primary cancer, SPC)이란 이전에 진단받은 암과는 다른 부위에서 새롭게 발생하는 암을 의미합니다. 이는 기존 암이 다시 생기는 '재발'이나 암이 다른 부위로 퍼지는 '전이'와는 다른 개념입니다. 예를 들어, 간암 치료 후 위암이 새롭게 발생하는 경우, 이를 이차암이라고 합니다.

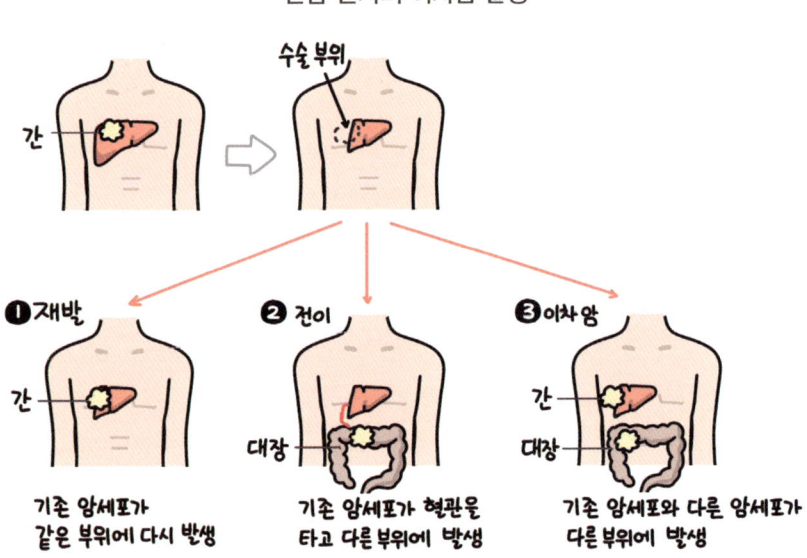

암 생존자의 이차암 위험

일부 환자들은 "한 번 암을 겪었으니 다른 암이 생길 위험은 낮지 않을까?"라고 생각하기도 합니다. 하지만 연구에 따르면, 암을 경험한 환자의 이차암 발생 위험은 일반인보다 1.1~1.6배 정도 높습니다. 암 생존자의 이차암 발생 위험이 높은 이유는 다음과 같습니다.

1. 유전적 요인

가족력이나 유전적 소인이 있는 경우 암이 다시 발생할 가능성이 높습니다.

2. 생활 습관 요인

흡연, 음주, 비만 등의 생활 습관이 암 발생 위험을 증가시킬 수 있습니다.

3. 면역력 저하

암 치료 후 면역력이 저하되면서 신체가 새로운 암을 억제하는 능력이 떨어질 수 있습니다.

4. 항암 치료와 방사선치료의 영향

암 치료 과정에서 받는 항암제나 방사선치료는 새로운 돌연변이를 유발할 수 있습니다.

실제로 연구에 따르면, 간암 환자는 위암, 폐암, 갑상선암, 대장암 등의 이차암 발생 가능성이 높습니다. 특히, 간이식 후 면역억제제 사용이 혈액암, 방광암 등의 이차암 위험을 증가시킬 수 있다는 연구도 보고되었습니다.

병원 치료 중 이루어지는 검사만으로 충분할까요?

많은 환자분들이 "암 치료 중 시행하는 검사로 다른 장기도 함께 확인할 수 있나요?"라고 질문하지만, 이는 모든 경우에 해당하지 않습니다. 예를 들어, 유방암 환자의 경우 주로 유방 검사를 시행하기 때문에 간, 위, 장 등 다른 장기에 발생한 암을 조기에 발견하기는 어렵습니다. 간암 환자의 경우도 간 초음파, CT, MRI 등의 검사를 통해 복부의 일부 장기를 확인할 수 있지만, 폐암, 유방암, 전립선암 등은 별도의 검진이 필요합니다.

또한 간질환 환자는 간 기능 저하로 인해 고혈압, 당뇨병, 고지혈증 등 만성질환에 취약할 수 있는데, 이러한 질환을 조기에 발견하고 관리하는 것이 효과적인 간암 치료에도 중요합니다. 따라서 정기적인 검진은 암 치료 과정에서 발생할 수 있는 이차암이나 기타 질환을 조기에 발견하고 적절히 관리하기 위해 필수적입니다.

어떤 검진을 어떻게 받아야 할까요?

암 치료 후 검진 계획은 환자의 나이, 기존 암의 종류, 치료 방법, 생활 습관 등을 종합적으로 고려하여 개별적으로 결정해야 합니다.

일반적으로 국가에서 권장하는 7대 암(위암, 대장암, 폐암, 유방암, 자궁경부암, 간암, 전립선암) 검진은 암 생존자에게도 중요합니다. 특히 간암 환자라 하더라도 간암뿐만 아니라 다른 암에 대한 정기 검진은 반드시 받아야 합니다.

또한 암 생존자의 이차암 검진은 환자의 전반적인 건강 상태를 고려한 맞춤형 접근이 필요합니다. 예를 들어, 진단받은 암의 종류와 기존 치료로 인한 영향을 평가해야 하며, 환자의 예후도 함께 고려해야 합니다. 아울러 이미 발생한 암의 추적 관찰을 위한 검사와 중복되지 않도록 검진 일정을 조정하는 것도 중요합니다. 따라서 최적의 검진 방법과 주기를 결정하기 위해서는 담당 의료진과 상담하여 개인별 맞춤형 검진 계획을 세우는 것이 필요합니다.

오늘날 암 환자의 70% 이상이 5년 이상 생존하는 만큼, 치료 이후에도 건강한 삶을 유지할 수 있도록 장기적인 건강관리 계획을 세워 실천하는 것이 진정한 암 극복의 길이 될 것입니다.

7대 암 검진 권고안

암종	검진대상과 연령	검진 주기	일차적으로 권고하는 검진방법	선택적으로 고려할 수 있는 검진방법
위암	40~74세	2년	위내시경	위장조영촬영
간암	- 40세 이상 - B형, C형간염 바이러스 보유자 - 연령과 상관없이 간경변증으로 진단받은 자	6개월	간 초음파 + 혈청 알파태아단백 검사	-
대장암	45~80세	1~2년	분변잠혈검사	대장내시경
유방암	40~69세 여성	2년	유방촬영술	-
자궁경부암	만 20세 이상 여성	3년	자궁경부세포검사 (자궁경부세포도말검사 또는 액상세포도말검사)	자궁경부세포검사 + 인유두종 바이러스 검사
폐암	- 30갑년 이상의 흡연력이 있는 고위험군(최근 15년 이내 금연한 과거 흡연자는 제외) - 55~74세 고위험군	1년	저선량 흉부 CT	-

*1갑년 = 하루에 담배 1갑(20개비)를 1년간 피운 양
*초음파를 이용한 갑상선암 검진은 근거가 불충분하여 일상적인 선별검사로는 권고하지 않음

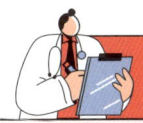 ## 환문명답

- 암 치료 후 시행하는 검사는 기존 암의 재발 및 전이를 확인하는 것이므로, 다른 암 검진까지 포함되지는 않습니다.
- 암을 경험한 환자의 이차암 발생 위험은 일반인보다 1.1~1.6배 높습니다.
- 간암 환자는 위암, 폐암, 갑상선암, 대장암 등의 이차암 발생 가능성이 높아 정기적인 검진이 필요합니다.
- 간암 치료 중 시행하는 검사는 간 이외의 장기를 충분히 검사하지 못할 수 있으므로, 별도의 종합검진이 필요할 수 있습니다.
- 이차암 검진은 개인 맞춤형으로 조정되어야 하며, 기존 추적 검사와 중복되지 않도록 의료진과 상담하는 것이 중요합니다.

의사에게 물어보고 싶은 간암에 관한 모든 궁금증
환자가 묻고 명의가 답하다
간암 환문명답

초판 1쇄 발행일   2025년 5월 28일

지은이	대한간암학회
펴낸이	유성권
편집장	이재선
기 획	유지인
마케팅	김호철, 최성규, 김진형, 정명한, 김모란, 노예련
	한태수, 임예설, 김지현, 박수경, 윤정아
일러스트	정진호
판 형	152*224 mm

펴낸곳	범문에듀케이션
출판등록	2011년 1월 3일 제 2011-000001호
주소	서울시 양천구 목동서로 211 범문빌딩 (우 07995)
전화	02)2654-5131 팩스 02)2652-1500
홈페이지	www.medicalplus.co.kr

ISBN 979-11-5943-502-7(03510)
ⓒ대한간암학회, 2025

*잘못된 책은 교환하여 드립니다.
*책값은 뒤표지에 있습니다.
*이 책은 저작권법에 의해 보호를 받는 저작물이므로 무단 전재와 복제를 금합니다.

아침사과는 ㈜범문에듀케이션의 건강 실용서 브랜드입니다.